DR. ANDREA FLEMMER

Demenz natürlich behandeln

Das können Sie selbst tun

So helfen Sie als Angehöriger

schlütersche

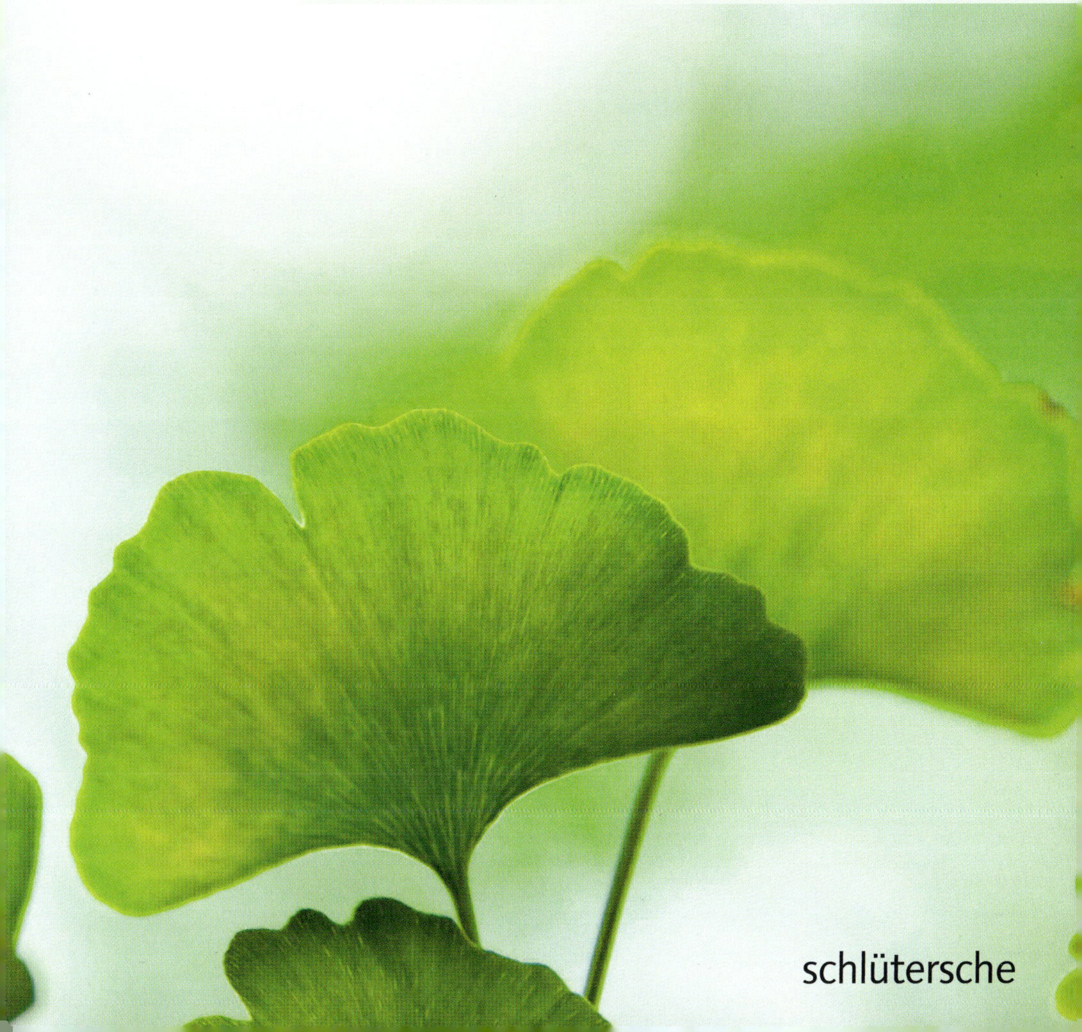

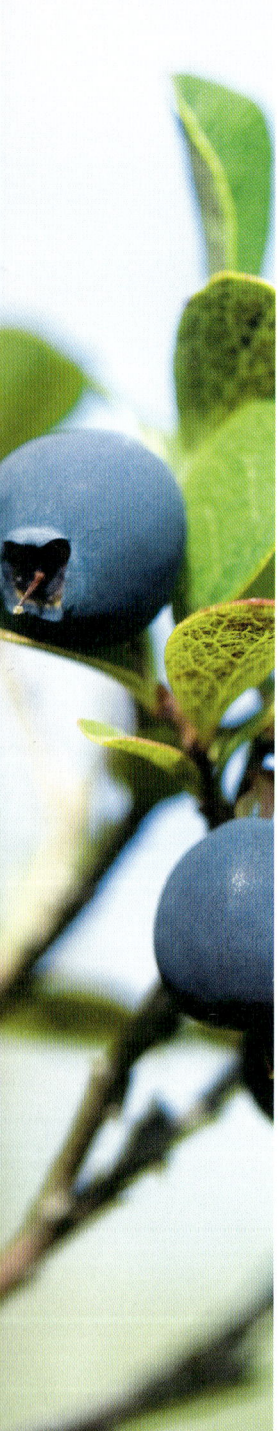

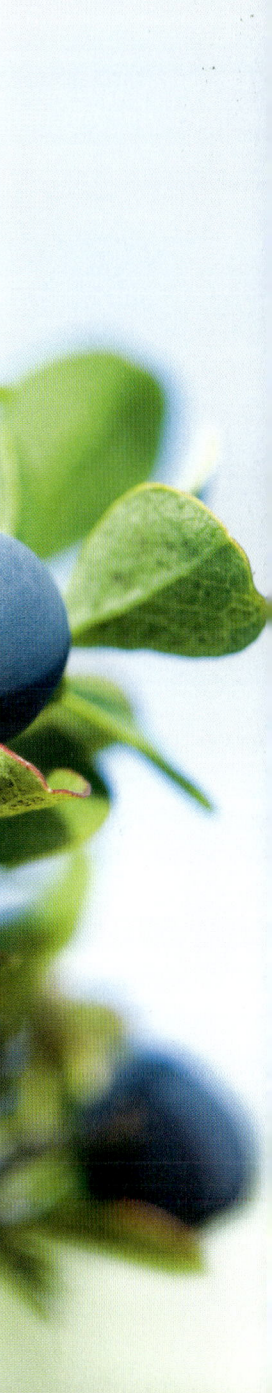

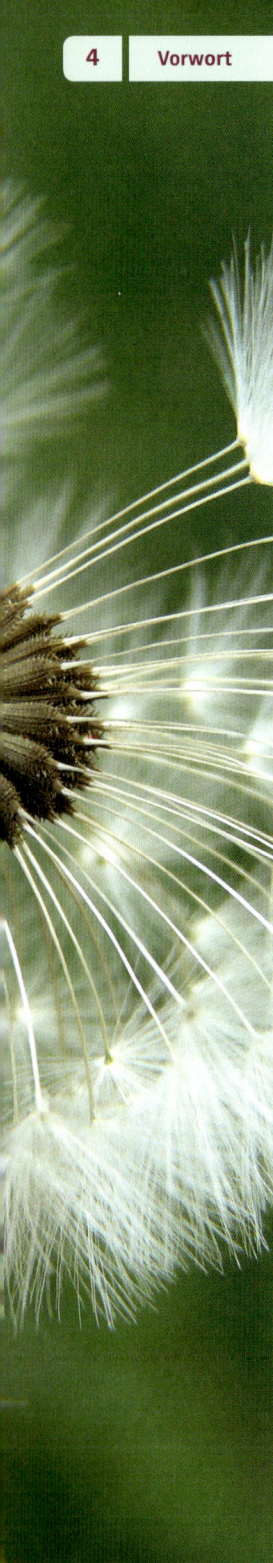

VORWORT

Liebe Leserin, lieber Leser,

immer wenn ich früher Johannes Heesters im Fernsehen sah, dachte ich mir: 106 Jahre? Das ist ja gar nichts. Meine Mutter wird sicher einmal älter! Sie lebte kerngesund: bewegte sich viel (Waldlauf, Gymnastik, Schwimmen), aß gesund, hatte einen großen Freundeskreis, der viel Zeit in Anspruch nahm. Wie entsetzt war ich dann, als sie mit 79 so vergesslich wurde, dass meine Schwester und ich ihre Bankgeschäfte, Rechnungen und übrige Post übernehmen mussten. Schließlich stahl ihr jemand mehrere Tausend Euro, weil sie nicht mehr verstand, wie man Geld abhebt und was man überhaupt mit der EC-Karte anfängt. Aus der Traum. Sie kann zwar durchaus noch zehn Jahre leben – wie viel sie davon mitbekommt, ist allerdings nicht klar.

Einige meiner Bücher entstanden aus dem Gedanken heraus, Verwandten und Freunden zu helfen. Also entschloss ich mich, dieses Mal ein Werk für meine Mutter zu schreiben – und auch für uns, denn meine Schwester murmelte schon etwas von Erbanlagen, die nicht unbedingt das Beste hoffen ließen (unser Vater starb an untypischem Parkinson, wie die Ärzte es nannten).

„Dieses noch junge Jahrtausend eröffnet eine Reihe von Möglichkeiten, um Alzheimer & Co. natürlich zu behandeln.“

Leider habe ich keine Wunderpillen oder Heilkräuter mit Zauberkräften gefunden, die das Problem Demenz beseitigen können. Aber ich habe für Sie und uns sämtliche Möglichkeiten durchforstet, die dieses noch junge Jahrtausend eröffnet, um Alzheimer & Co natürlich zu behandeln, der Krankheit vorzubeugen und sie leichter erträglich zu machen. Tatsächlich gibt es viele Möglichkeiten.

„Die Erfahrung mit meiner Mutter hat mich gelehrt, dass Demenz jeden treffen kann."

Ich weiß nicht, ob Sie dieses Buch gekauft haben, weil auch Sie einen Angehörigen mit Demenz haben oder weil Sie vielleicht befürchten, selbst einmal betroffen zu sein, und nun effektive Strategien der Vorbeugung suchen. Die Informationen und zahlreichen Tipps in diesem Ratgeber werden Ihnen im einen wie im andern Fall eine nützliche Hilfe sein. Ein kleines Lexikon im Anhang erklärt einige Fachbegriffe, die zum Verständnis wichtig sind. Am besten lesen Sie das Buch durch und machen sich unterwegs eine Liste mit den Maßnahmen, die Ihnen oder Ihren Angehörigen Ihrer Meinung nach am besten helfen könnten.

In diesem Sinne wünsche ich Ihnen ein langes, gesundes Leben in geistiger Fitness.

Ihre
Dr. Andrea Flemmer

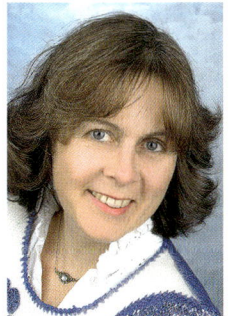

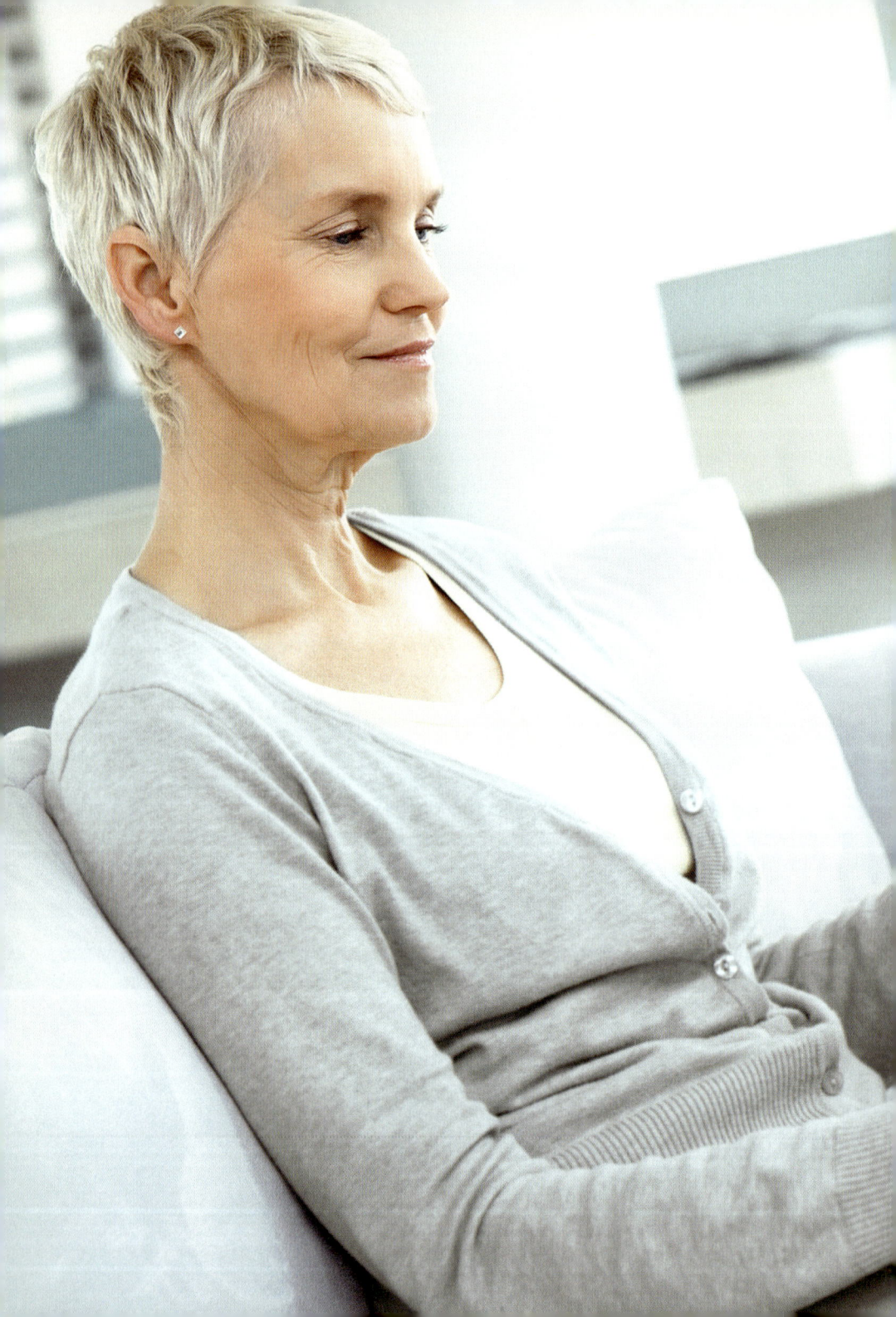

DEMENZ – WAS SIE WISSEN MÜSSEN

Sie haben sich entschlossen, dem Feind ins Auge zu blicken und mehr über diese Krankheit zu erfahren, vor der sich so viele von uns fürchten. In diesem Kapitel erkläre ich Ihnen, an welchen Anzeichen man eine Demenz erkennt, welche verschiedenen Arten es gibt und wie sie behandelt werden. Und natürlich: Was ist eigentlich der Unterschied zwischen dieser Erkrankung des Gehirns und der ganz normalen Vergesslichkeit, die viele von uns im Alter einholt?

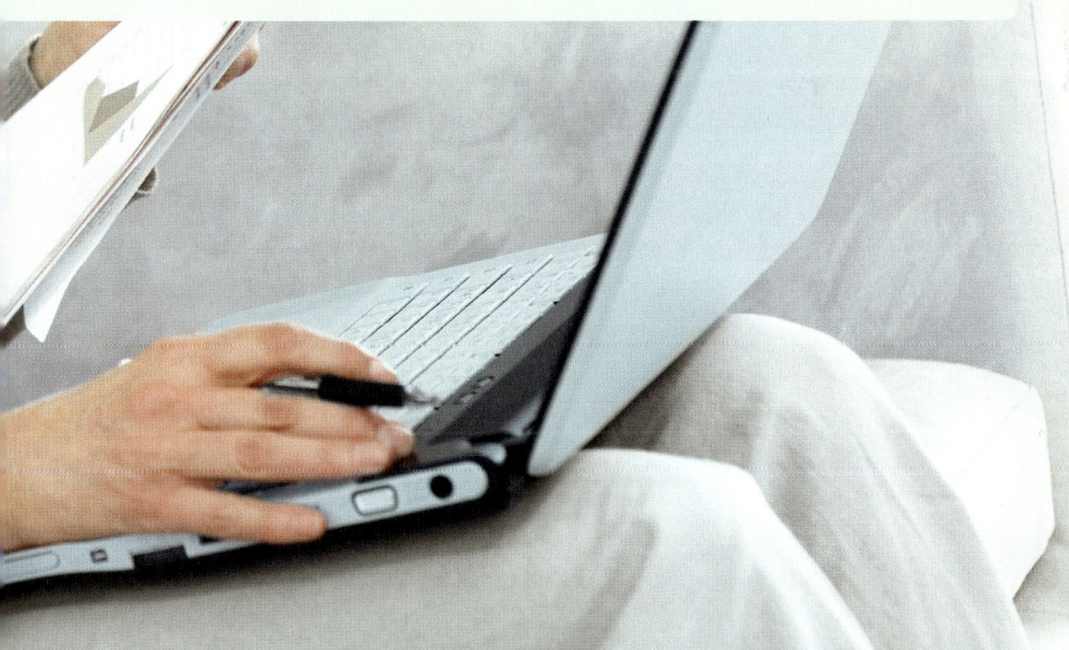

Den Feind erkennen: Was ist Demenz?

!

In der Medizin ist es der Überbegriff für fortschreitende Erkrankungen des Gehirns.

Der Begriff Demenz leitet sich vom lateinischen „dementia" ab. Wörtlich übersetzt bedeutet Demenz „ohne Verstand" oder „ohne Geist".

Dr. Konrad Beyreuther, Professor am Zentrum für Molekulare Biologie in Heidelberg und einer der bekanntesten Alzheimer-Forscher weltweit, spricht vom „Verlust erworbener intellektueller Fähigkeiten". So wichtige Aufgaben wie das Gedächtnis, das räumliche Orientierungs- und Denkvermögen oder auch die Sprache funktionieren immer schlechter. Dabei gibt es Demenzerkrankungen, die körperlich beginnen – wie Parkinson. Diese sind jedoch eher in der Minderheit, während die Regel ist, dass eine Demenz mit Vergesslichkeit und oft auch mit Depressionen beginnt. Das Verhalten ist ebenfalls beeinträchtigt. Es handelt sich um eine sogenannte neurodegenerative Erkrankung, das heißt kurz zusammengefasst, im Zentralen Nervensystem gehen Zellen unter beziehungsweise sie sterben ab. Im Laufe der Zeit werden auch komplexere Funktionskreise beeinträchtigt – es kommt zu Störungen der Beweglichkeit, Sensibilität, Koordination und Wahrnehmung.

Um von einer Demenz sprechen zu können, muss also das Gedächtnis beeinträchtigt sein. Außerdem muss mindestens eine der folgenden Störungen hinzukommen:

1. Störung der Sprache (Aphasie)
2. beeinträchtigte Fähigkeit, motorische Aktivitäten auszuführen (Apraxie)
3. Unfähigkeit, Gegenstände zu identifizieren beziehungsweise wiederzuerkennen (Agnosie)
4. Störung der Exekutivfunktionen wie Planen, Organisieren oder das Einhalten einer Reihenfolge (Dysexekutives Syndrom)

Weltweit haben ungefähr 35 Millionen Menschen diese Krankheit, zwei Drittel davon in Entwicklungsländern. Man rechnet damit, dass bis zum Jahr 2050 115 Millionen demenzkrank sein werden, besonders dramatisch in China, Indien und Lateinamerika. In Deutschland leben zurzeit mindestens eine Million Demenzkranke. Man schätzt, dass es bis zum Jahr 2030 2,5 Millionen sein werden, da auch bei uns der Anteil alter Menschen an der Gesamtbevölkerung steigt. Jedoch wird eine hohe Dunkelziffer vermutet, das heißt, man rechnet mit noch mehr Erkrankten. Bereits heute ist Demenz der häufigste Grund für die Einweisung in ein Heim.

> **!**
> Würden wir alle 100 Jahre alt, wären nur 10 Prozent von uns nicht dement.

In der Regel steigt die Anzahl der Betroffenen ab dem 60. Lebensjahr. 1,2 Prozent der 65- bis 69-Jährigen sind erkrankt, 3,8 Prozent sind zwischen 70 und 74 Jahre alt. Ab dem 65. Lebensjahr verdoppelt sich das Risiko mit zunehmendem Alter alle 5,1 Jahre. Schließlich steigt die Anzahl der Betroffenen ab 90 steil an – zu Beginn der 90er-Jahre sind es etwa 34,6 Prozent. Jüngere Betroffene wie zum Beispiel die berühmte Schauspielerin Rita Hayworth sind dagegen die Ausnahme. Der Star erkrankte mit Mitte 50 und starb mit 68 Jahren.

Dass es immer mehr Demenzkranke gibt, liegt auch an unserer steigenden Lebenserwartung. Zu Beginn des 20. Jahrhunderts waren weltweit nur ungefähr 6 Prozent über 65 – im Jahr 2030 werden es mehr als 26 Prozent der Deutschen sein, 2050 rechnet man mit beinahe jeder dritten Frau und jedem vierten Mann.

Wie äußert sich eine Demenzerkrankung?

Unser Gehirn enthält ungefähr 100 Milliarden Gehirnzellen. Und diese Gehirnzellen sind wiederum über etwa 100 Billionen Kontaktstellen – die sogenannten Synapsen – miteinander verknüpft. Weil sie so unglaublich viele Zellen hat, kann unsere Denkzentrale Zellverluste lange verkraften. Das Gehirn hat eine sogenannte Plastizität, das heißt, es ist dazu in der Lage, sich fortlaufend zu verändern und sich an die Stärke von Reizen anzupassen. Beim gesunden Menschen sterben pro Tag 50.000 bis 100.000 Gehirnzellen ab. Erhöht sich diese Zahl jedoch immer mehr, so ist die Plastizität unseres Gehirns überfordert und es treten Ausfallerscheinungen auf.

Das Symptom, das in den meisten Fällen den Anstoß für den Gang zum Arzt gibt, ist die nachlassende Merkfähigkeit. Aber Vorsicht: Auch jüngere Menschen können vergesslich sein, das muss gar nichts bedeuten. Viele von uns können sich keine Namen merken, haben Schwierigkeiten, zwei Dinge gleichzeitig zu erledigen, oder ähnliche Probleme, die mit zunehmendem Alter leider völlig normal sind. Die Wahrnehmung, das Denken und Schlussfolgern, das Urteilen und Erinnern lassen im Lauf des Lebens einfach nach. Es verändert sich die Geschwindigkeit, mit der man neue Informationen aufnehmen kann, und auch das Arbeitstempo. Das hat nichts mit einer Erkrankung zu tun, sondern ist die Folge eines natürlichen Alterungsprozesses. Normal ist auch, dass man im Alter Schwierigkeiten hat, sich in neuen, ungewohnten Situationen zurechtzufinden.

Hellhörig werden muss man jedoch, wenn die Vergesslichkeit zunimmt und den gewohnten Tagesablauf beeinträchtigt, man für den normalen Alltag Hilfe benötigt. Dann sollten Sie als Betroffener oder auch als Angehöriger vorsichtshalber mit einem Arzt sprechen. So lässt sich abklären, ob nicht andere Ursachen – wie zu wenig Flüssigkeit, falsche Medikamentendosierung oder ein Vitamin- beziehungsweise Mineralstoffmangel – daran schuld sind.

!

Kleine Erinnerungslücken sind in höherem Alter ganz normal.

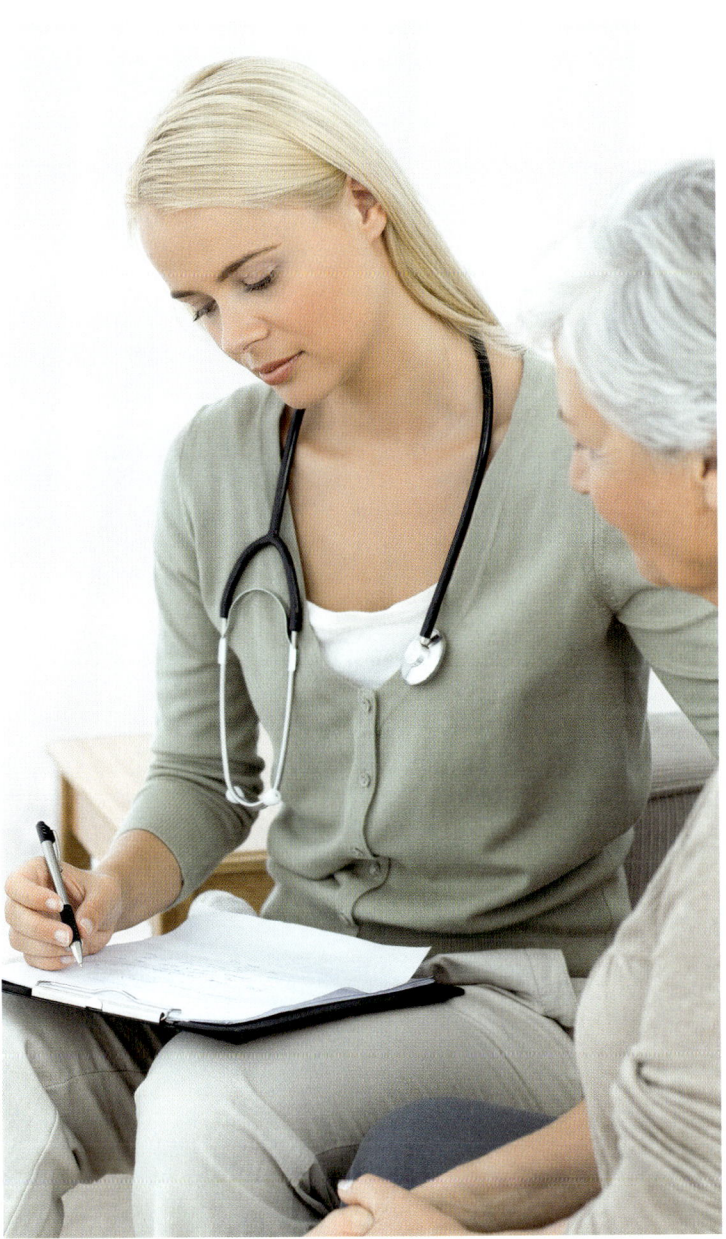

Nachlassende Merkfähigkeit gibt oft den Anstoß für den Gang zum Arzt, doch nicht immer muss eine beginnende Demenz dahinterstecken.

Unterscheidung von Altersvergesslichkeit und Demenz

HINWEISE AUF ALTERSVERGESSLICHKEIT	HINWEISE AUF DEMENZ
Die Vergesslichkeit ist nur vorübergehend und kaum fortschreitend.	Die Vergesslichkeit bleibt bestehen und wird immer schlimmer.
Unwichtige Dinge werden vergessen.	Wichtige Dinge werden vergessen.
Alltagsgegenstände wie Brille oder Geldbörse werden nur selten verlegt oder vergessen, man findet sie am passenden bzw. üblichen Ort wieder.	Vor allem wichtige Gegenstände wie Geldbörse, Ausweis oder Schlüssel werden immer häufiger vergessen oder verlegt. Man findet sie, wenn überhaupt, an völlig unpassenden oder unüblichen Orten wieder (Schuhe oder Handy im Kühlschrank, Hausschlüssel im Backofen).
Denkt man intensiv nach, erinnert man sich meist wieder an das Vergessene.	Ganze Erlebnisse werden vergessen und auch intensives Nachdenken hilft nicht, sich später daran zu erinnern (zum Beispiel vergessen die Betroffenen, dass sie einen Kochtopf auf den Herd gestellt haben, und fragen sich dann, wer das Essen anbrennen ließ).
Merkhilfen wie zum Beispiel Notizzettel helfen.	Merkhilfen nützen nichts mehr.
Man kann mündlichen oder schriftlichen Anweisungen folgen.	Betroffene können Anweisungen nicht folgen.
Soziale Kontakte werden aufrechterhalten.	Meist ziehen sich Betroffene aus dem sozialen Umfeld zurück.
Hobbys werden beibehalten.	Hobbys werden vernachlässigt oder aufgegeben.
Bei Depressionen ist man gleichbleibend bedrückt und erinnert sich an den Beginn der Situation.	Stimmungsschwankungen sind vorherrschend und in der Regel grundlos.
Leistungsdefizite werden eher in übertriebener Weise dargestellt.	Leistungsdefizite werden heruntergespielt.

HINWEISE AUF ALTERSVERGESSLICHKEIT	HINWEISE AUF DEMENZ
Lustlosigkeit tritt nur tageweise auf.	Lustlosigkeit bzw. Lethargie ist dauerhaft, schlechte Laune kann nicht vertrieben werden.
Namen zum Beispiel von berühmten Schauspielern werden vergessen.	Wichtige Wörter wie „Auto" oder „Wohnung" werden vergessen.
Man verfährt sich auf dem Weg in den Urlaub oder auf unbekannten Strecken.	Der Weg zum langjährigen Freund in der Nachbarschaft oder Supermarkt um die Ecke wird vergessen.
Kleidung wird zu warm oder zu kalt gewählt aufgrund von unerwarteten Wetterschwankungen.	Man geht etwa im Bademantel zum Supermarkt oder sieht im Sommer im Pelzmantel fern.
Bis man ein Wort richtig und auch rückwärts buchstabiert, dauert es mitunter lange.	Richtig buchstabieren und vor allem rückwärts klappt gar nicht mehr.

Wann sollte man zum Arzt?

Es ist auf jeden Fall empfehlenswert, so früh wie möglich einen Arzt aufzusuchen. Je früher Sie dies tun – entweder mit einem Angehörigen, der entsprechende Symptome zeigt, oder weil Sie fürchten, selbst erkrankt zu sein –, desto eher können die Ursachen der Demenz erkannt und behandelt werden. Bei bestimmten Demenzformen, die als Folge anderer Grunderkrankungen auftreten, ist unter Umständen sogar eine Heilung möglich. Erkennt man allerdings die Ursache zu spät, bilden sich diese sogenannten sekundären Demenzen nicht immer komplett zurück.

> **!**
>
> Angehörige und Betroffene ertragen die Symptome oft viel zu lange, bevor sie professionelle Hilfe suchen.

Eine frühe Diagnose ist auch deshalb so wichtig, weil zum Beispiel bei Alzheimer die bislang einzig verfügbaren Medikamente zu Beginn der Krankheit am besten wirken. In der Regel suchen Alzheimer-Erkrankte jedoch erst drei oder vier Jahre nach dem Auftreten der ersten Symptome einen Arzt auf – da können schon viele Fähigkeiten verloren gegangen sein.

!

Eine Demenz entwickelt sich über viele Jahre.

Je mehr wir unser Gehirn fordern, desto länger erhalten wir seine Leistungsfähigkeit.

Je aktiver wir unser Alltagsleben gestalten, uns also bewegen und soziale Kontakte pflegen, desto besser ist die Leistungsfähigkeit des Gehirns. Der Grund dafür ist, dass unsere Denkzentrale auf neue Informationen angewiesen ist, die zudem regelmäßig und intensiv sein müssen – nach dem Motto „Use it or lose it", frei übersetzt: „Nutze dein Gehirn oder du wirst seine Fähigkeiten verlieren". Sie kennen das von der körperlichen Leistungsfähig-

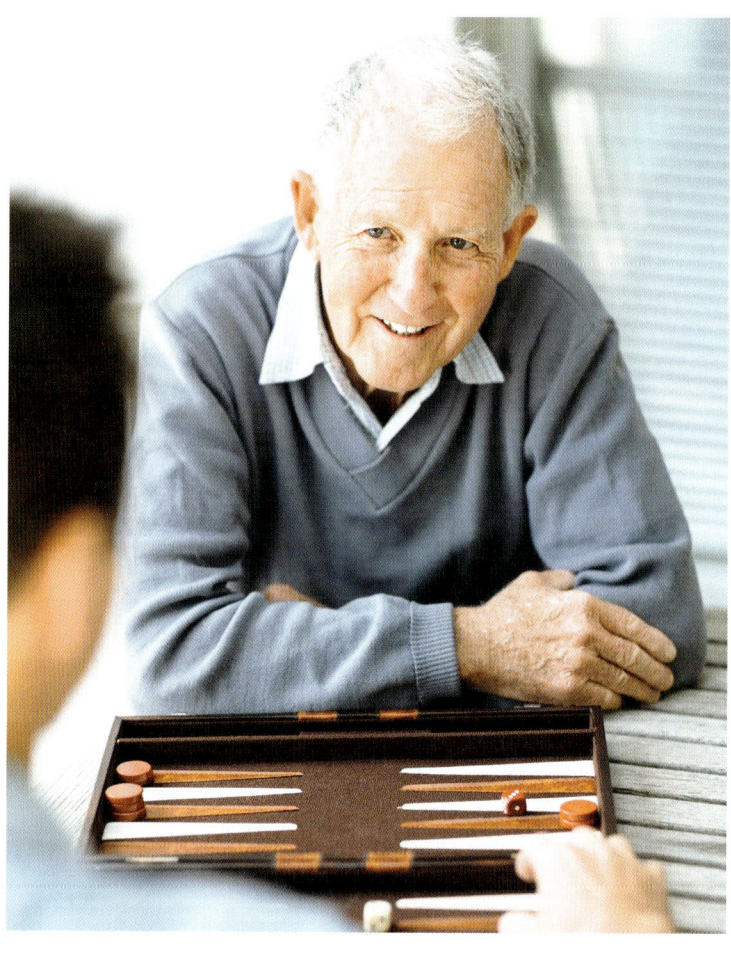

keit: Wenn Sie Ihre Muskeln nicht ständig trainieren, lassen sie Sie im Stich. Dasselbe gilt für das Gehirn.

Eine Demenz kann viel Zeit benötigen, um sich zu entwickeln, manchmal bis zu 30 Jahre. In der Regel zeigen sich die Symptome erst, wenn ein großer Teil der Nervenzellen im Gehirn bereits untergegangen ist. Aber wie wissen Sie nun, ob bei Ihnen selbst oder einem Angehörigen eine Demenzerkrankung vorliegt – wann steht der Gang zum Arzt an? Hier hilft es, wenn Sie sich oder den Betroffenen über einen Zeitraum von einem halben Jahr beobachten. Bemerken Sie Probleme, die über diesen Zeitraum auffällig waren und davor nicht, sollten Sie zum Arzt gehen und auf einer entsprechenden Untersuchung bestehen. Haben Sie oder der Betroffene immer schon Namen vergessen, sich Personen nicht merken können, den Schlüssel verlegt etc., so ist das kein Krankheitszeichen.

Die Weltgesundheitsorganisation hat Kriterien für die Diagnose aufgestellt, die es dem Arzt ermöglichen, die Häufigkeit, den Verlauf und Behandlungserfolge bei Demenzerkrankungen besser beurteilen und vergleichen zu können:

1. Gedächtnisstörungen
- Neue Informationen können nicht mehr so gut aufgenommen und wiedergegeben werden.
- In späteren Stadien der Erkrankung kommt es zum Verlust früher erlernter und vertrauter Inhalte.

2. Störungen des Denkvermögens
- Vernünftiges Handeln ist zunehmend weniger möglich.
- Neue Ideen werden zunehmend seltener.
- Die Informationsverarbeitung ist verlangsamt und gestört.

3. Störungen der Gefühlskontrolle
- Das Verhalten gegenüber anderen ist gestört.
- Antrieb und Motivation haben nachgelassen.

Eine bekannte Untersuchungsmethode ist der Uhrentest: Der Patient soll eine Uhr zeichnen und mithilfe von Stunden- und Minutenanzeiger eine bestimmte Uhrzeit einzeichnen. Dies gelingt mit zunehmender Demenz immer weniger.

Über folgende Fragen findet der Arzt zur Diagnose:
1. Handelt es sich um einen normalen Alterungsprozess und damit um den zu erwartenden Abbau der geistigen Leistungsfähigkeit? Falls nein:
2. Handelt es sich um einen Hirnabbauprozess, der nichts mit einer Demenz zu tun hat? Dann muss der Arzt herausfinden, worum es sich handelt. Falls nein:
3. Um welche Form der Demenz handelt es sich?

!

Wer gibt schon gerne zu, dass das Gehirn nicht mehr richtig mitmacht?

Wenn Sie eine Demenzerkrankung bei sich oder einem Angehörigen vermuten, ist die erste Anlaufstelle der Hausarzt. In der Regel haben Sie zu ihm das nötige Vertrauen, um offen über Ängste und Befürchtungen zu sprechen, die mit der Krankheit verbunden sind. Meistens kennt er seine Patienten und ihre körperliche und geistige Verfassung lange genug, um Veränderungen festzustellen und bei Bedarf umgehend die nötige Behandlung einzuleiten. Auch weiß er um Begleiterkrankungen und achtet darauf, dass es keine Wechselwirkungen zwischen den Demenzmitteln (Antidementiva) und anderen Medikamenten gibt. Fach- und Hausarzt müssen unbedingt zusammenarbeiten; sie müssen die Versorgung des Patienten aufeinander abstimmen und am besten miteinander absprechen.

Liegt tatsächlich eine beginnende Demenz vor, so haben die Erkrankten selbst oft keine Krankheitseinsicht. Sie wollen weder vor ihren Kindern noch dem sozialen Umfeld Schwächen eingestehen; hinzu kommen Zukunftsängste. Gerade aber die Angehörigen müssen befragt werden; sie können dem Arzt bei der Erstellung der Krankheitsgeschichte (Anamnese) helfen, an die sich die Betroffenen selbst oft nur bruchstückhaft erinnern.

Da es vielfältige, unterschiedliche Beschwerden gibt, ist eine objektive Abklärung mit standardisierten psychologischen Tests sehr wichtig. Sie müssen in regelmäßigen Abständen von sechs bis 18 Monaten wiederholt werden. Manche dieser Untersuchungen kann der Hausarzt durchführen, für andere sind Spezialambulanzen erforderlich.

!

Wichtig ist eine objektive Abklärung.

Bei der Demenz handelt es sich um eine Erkrankung der Nervenzellen; deshalb ist für die Erstdiagnose in der Regel eine neurologische Untersuchung durch einen Facharzt für Neurologie oder Psychiatrie nötig. Auch Geriater (Spezialisten für Altersheilkunde) gehören zu den richtigen Fachleuten. Gedächtnisambulanzen oder Memory-Kliniken haben sich auf die Diagnostik und Beratung bei Demenzen spezialisiert. Dort sind alle wichtigen Untersuchungsmethoden unter einem Dach vereint, was den Diagnoseprozess vereinfacht und beschleunigt.

Nach einer ausführlichen internistisch-neurologischen Untersuchung sowie einer Blutuntersuchung kann der Arzt entscheiden, welche weiteren Tests notwendig sind.

Am Anfang steht die ausführliche internistisch-neurologische Untersuchung.

Wie unterscheiden sich die einzelnen Demenzerkrankungen?

Da Demenz-Symptome wie abnehmende Gedächtnisleistung bei unterschiedlichen Krankheiten auftreten können, ist eine genaue Diagnose sehr wichtig. Die Bezeichnung Demenz ist ein Sammelbegriff für Krankheiten mit sehr verschiedenen Ursachen. Insgesamt kennt man mindestens 60 verschiedene Formen! Diese genau zu trennen ist die schwierige Aufgabe des Arztes. Sonst wird möglicherweise eine heilbare Demenz falsch behandelt und dadurch unheilbar oder ein Gehirntumor wird nicht erkannt und möglicherweise nicht operiert – mit tödlichen Folgen. Auch Depressionen können Symptome einer Demenz hervorrufen, und diese Krankheit muss anders behandelt werden, um sie zu heilen. Deshalb sollte der Arzt andere Erkrankungen auf alle Fälle ausschließen. Dann besteht die schwierige Aufgabe darin herauszufinden, um welche Form der Demenz es sich handelt.

Die einzelnen Formen der Demenz können nach unterschiedlichen Kriterien unterschieden werden.

> **!**
>
> Die Bezeichnung Demenz ist ein Sammelbegriff für über 60 verschiedene Formen.

Sekundär oder primär

Demenzerkrankungen lassen sich anhand des Ortes ihrer Entstehung unterscheiden. Eine primäre Demenz beginnt im Gehirn, eine sekundäre Demenz ist die Folge von bestimmten Grunderkrankungen wie zum Beispiel Sauerstoffmangel bei Blutarmut, Schilddrüsenunterfunktion oder ungenügende Herztätigkeit (Herzinsuffizienz).

Primäre Demenzen
- Degenerative Demenzerkrankungen, etwa der Alzheimer-Typ, oder auch seltene Demenzen, zum Beispiel Morbus Parkinson oder Frontotemporale Demenz
- Vaskuläre Demenzerkrankungen, die auf Durchblutungsstö-

rungen im Gehirn beruhen, etwa die Multiinfarktdemenz, oder auch seltene Demenzen wie zum Beispiel Diabetische Angiopathien (Gefäßschäden, die als Spätschäden eines Diabetes mellitus auftreten)

Sekundäre Demenzen
- Demenzen, die infolge von anderen Grunderkrankungen auftreten können, zum Beispiel chronischer Alkoholismus, Medikamentenmissbrauch, Hirnentzündungen, Hirntumore, Mangelerkrankungen, Entzündungen oder Stoffwechselerkrankungen

Heilbar oder nicht heilbar

Nicht heilbar Zu den nicht heilbaren Demenzerkrankungen gehören die sogenannten degenerativen Demenzen wie Alzheimer oder Demenzen bei Gefäßerkrankungen und Störungen des Hirnkreislaufs. Die Behandlungsmöglichkeiten beschränken sich hier auf die Verlangsamung des Krankheitsverlaufs und die Linderung der Symptomatik.

Heilbar Bei den heilbaren, auch reversiblen (umkehrbaren) Demenzen setzt die Therapie direkt an der Ursache an. Sie beruhen auf behandelbaren Grunderkrankungen. Lässt sich die Ursache der Erkrankung beseitigen (zum Beispiel eine schwere Schilddrüsenunterfunktion), bessern sich die Symptome der Demenz, im günstigsten Falle verschwinden sie ganz.

!

Einige sekundäre Formen der Demenz sind heilbar. Behandelt werden müssen aber auch die unheilbaren.

Lage des Erkrankungsherdes

Dank der bildgebenden Verfahren, mit denen sich die Vorgänge im Gehirn darstellen lassen, kann man Demenzen auch nach dem Ort ihres Auftretens unterscheiden. So kommt es – je nach der Lage des „Erkrankungsherdes" – zu Bezeichnungen wie Schädigung des Frontalhirns, kortikale (die Hirnrinde betreffend, zum

Beispiel Alzheimer), subkortikale (unterhalb der Hirnrinde liegend, zum Beispiel Parkinson) oder frontale Demenz.

Biochemische Prozesse

Eine weitere Einteilungsmöglichkeit beruht auf dem der Erkran-
kung zugrunde liegenden biochemischen Prozess. Bei manchen
Demenzen fehlt zum Beispiel ein bestimmter Neurotransmitter
(Botenstoff), bei der Alzheimer-Demenz etwa das Acetylcholin.

Wie häufig sind die einzelnen Demenzerkrankungen?

!

Die meisten
Demenzen sind
vom Alzheimer-Typ.

Die Hauptursache für die Erkrankung ist zu 60 bis 70 Prozent
eine Demenz vom Alzheimer-Typ, während ungefähr 15 Prozent
auf Durchblutungsstörungen zurückgehen (vaskuläre Demenz).
Weitere Demenz-Typen ergeben sich aus Kombinationen einer
Demenz vom Alzheimer-Typ mit einer vaskulären Demenz beziehungsweise mit dem Morbus Parkinson. Sehr seltene Demenzformen sind die Frontotemporale Demenz und die Creutzfeldt-
Jakob-Erkrankung; auf Letztere wird in diesem Buch nicht
eingegangen. Ein Typ der Creutzfeld-Jakob-Krankheit ist offensichtlich auf eine Infektion mit Prionen durch den Verzehr von
Fleisch zurückzuführen, das von mit Rinderwahnsinn (BSE) infi-
zierten Tieren stammt; zusätzlich muss eine genetische Veranlagung vorliegen. Dieser Demenzform kann man auch vorbeugen:
Von Bio-Fleisch ist keine Infektion der Tiere mit BSE bekannt, da
sie im Gegensatz zu den konventionell gehaltenen Tieren nicht
mit Tiermehl gefüttert werden durften. Heilbar ist die Krankheit
nicht.

Um keine behandelbare Ursache zu übersehen, sollten zumindest die folgenden Blutuntersuchungen vorliegen: Blutbild,
Vitamin-B_{12}-Spiegel, Blutzucker, Leber- und Nierenwerte, Elektro-
lyte, Schilddrüsenhormone sowie CRP (C-Reaktives Protein; ein
erhöhter Wert ist ein Hinweis auf eine Entzündung im Körper).

Schleichender Verfall: Die degenerativen Demenzen

Das vorherrschende Kennzeichen der degenerativen Demenzen ist die fortschreitende Abnahme des geistigen und praktischen Leistungsvermögens. Soziale und alltägliche Fähigkeiten lassen zunehmend nach. Die mit Abstand häufigsten degenerativen Demenzen sind die Alzheimer-Erkrankung und die Frontotemporale Demenz.

Demenz vom Alzheimer-Typ: allmählicher Abschied vom Ich

Die häufigste Demenzform ist Morbus Alzheimer, auch Demenz vom Alzheimer-Typ (DAT) genannt. Sie erhielt ihren Namen von ihrem Entdecker und Erstbeschreiber Alois Alzheimer. Inzwischen überlegt man, ob auch diese Demenzform ein Oberbegriff für einen Krankheitsprozess mit unterschiedlichen Ursachen ist.

Weil diese Erkrankung so häufig vorkommt, versuchen zahlreiche Wissenschaftler herauszufinden, wie man Alzheimer heilen kann. Prof. Konrad Beyreuther spricht von weltweit 25.000 Alzheimer-Forschern. Das bedeutet, dass auf nahezu 1000 Alzheimer-Patienten ein Wissenschaftler kommt, wobei Deutschland unterrepräsentiert ist.

Ursachen und Symptome

Die Krankheit verändert im Anfangsstadium zunächst nur die Synapsen, die Verknüpfungen der Nervenzellen untereinander. Erst später kommt es zu einem Untergang von Nervenzellen, der vor allem die Hirnrinde in den Regionen des Schläfen-, Scheitel- und Stirnlappens sowie das limbische System betrifft; Letzteres ist unter anderem für das Kurzzeitgedächtnis zuständig. Dabei verringert sich der Umfang des Hirngewebes, wodurch die Bereiche, die Nervenwasser führen, entsprechend zunehmen. Dies kann man mit bildgebenden Methoden wie Computer- oder Kernspintomografie gut erkennen. In schweren Fällen können bis zu 50 Prozent der Nervenzellen absterben und das Gehirn auf ein Drittel seines ursprünglichen Volumens schrumpfen. Betroffen sind insbesondere Gehirnregionen, die für die Verarbeitung und Speicherung von Sinneseindrücken von Bedeutung sind. Auch entzündliche Vorgänge sind beteiligt. Trotz intensiver Forschung sind die Ursachen der Krankheit noch nicht vollständig geklärt.

> **!**
>
> In schweren Fällen kann das Gehirn auf ein Drittel seines ursprünglichen Volumens schrumpfen

Zu den typischen Alzheimer-Symptomen zählen

- Störungen des Kurzzeitgedächtnisses
- Denkschwierigkeiten
- nachlassende Konzentrations- und Urteilsfähigkeit
- Sprachstörungen
- Orientierungsprobleme
- Depressionen

> **!**
>
> Der Verlust der Riechfähigkeit ist ein frühes Symptom von Alzheimer und Parkinson.

Der Verlust der Riechfähigkeit ist ein frühes Symptom von Alzheimer und Parkinson. Ist der Geruchssinn unbeeinflusst, kann der Arzt diese beiden Krankheiten in der Regel ausschließen.

Am Anfang fällt eine zunehmende Gedächtnisschwäche auf, die im Lauf der Zeit bis zu einem völligen Verlust der Urteilsfähigkeit und der Persönlichkeit führen kann.

Plaques Ein typisches Erscheinungsbild sind auch die sogenannten Plaques. Mit diesen Eiweißablagerungen außerhalb der Nervenzellen ist die gesamte Hirnrinde, vor allem die Großhirnrinde überschwemmt.

Normalerweise sorgt ein spezielles Eiweiß, das sogenannte APP, dafür, dass im Gehirn neue Nervenzellen wachsen und sich vernetzen. Wird dieses Eiweiß abgebaut, so wird es durch Enzyme in Bruchstücke, die sogenannten β-Amyloide, gespalten. Im gesunden Gehirn werden diese abtransportiert, bei Alzheimer-Betroffenen lagern sich diese Amyloide jedoch außerhalb der Nervenzellen ab und verklumpen zu den charakteristischen Plaques.

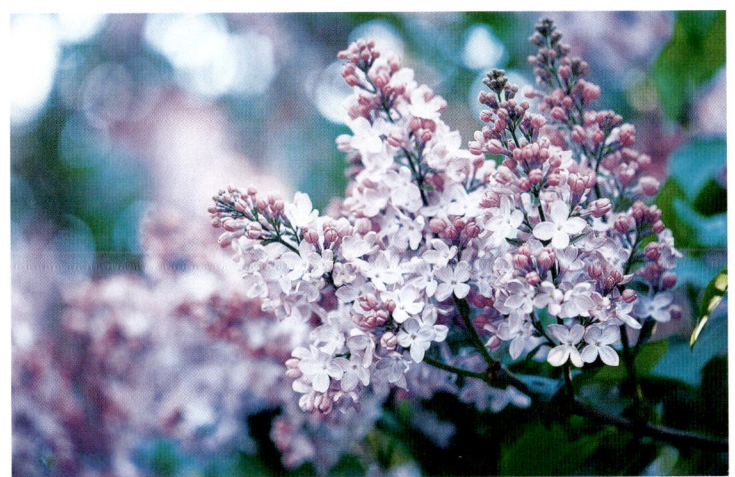

Der Verlust der Riechfähigkeit ist ein frühes Symptom von Alzheimer und Parkinson.

Diese sollen zur Behinderung der Signalübertragung – die Nervenzellen können nicht mehr miteinander in Verbindung treten – und letztlich zum Absterben von Nervenzellen führen. Im Laufe der Krankheit nehmen die Plaques zu.

Tatsächlich sind nicht die sichtbaren Ablagerungen oder Plaques im Gehirn am Absterben der Nervenzellen schuld, sondern deren Vorstufen. Das sind kürzere, kleinere Eiweißablagerungen aus dem β-Amyloid. Wenn man deren Entstehung verhindern könnte, könnte man die Krankheit besiegen – kein Wunder, dass daran die Wissenschaftler mit Hochdruck arbeiten.

!

Vorstufen der Plaques sind am Absterben der Nervenzellen schuld.

Neurofibrillen Ein weiteres Kennzeichen sind die sogenannten Neurofibrillen, das sind verknäulte Eiweißstränge aus krankhaftem Eiweiß, dem sogenannten Tau-Protein. Diese Eiweißsubstanzen kommen innerhalb der Nervenzelle vor und beginnen infolge der Krankheit gewissermaßen auszuflocken. Sie werden also sichtbar und stören die Funktion der Nervenzelle so sehr, dass sie letztendlich abstirbt. Dieser Vorgang beginnt in den vorderen Bereichen des Gehirns, dem sogenannten Riechhirn, in dem Geruchseindrücke verarbeitet werden. Dies erklärt die Störungen des Geruchssinns. Von dort aus greifen sie auf den Hippocampus über; das ist die Region, die für das Gedächtnis zuständig ist. Schließlich überziehen die Neurofibrillen die gesamte Hirnoberfläche.

Interessant ist allerdings Folgendes: Sowohl die Amyloid-Plaques als auch die Fibrillen können ebenso bei völlig gesunden Senioren gefunden werden. Das bedeutet im Grunde, dass zwar alle Alzheimer-Fälle diese Merkmale aufweisen, jedoch nicht alle Betroffenen mit diesen Symptomen an dieser Demenzform erkranken!

Die durchschnittliche Lebenserwartung von Alzheimer-Betroffenen liegt nach der Diagnose bei sieben Jahren, doch gibt es von Patient zu Patient Unterschiede. Manch ein Alzheimer-Patient lebt noch bis zu 20 Jahre mit der Krankheit. Die Krankheit schreitet weniger rasch fort, wenn sie erst in höherem Alter auftritt.

Prof. Konrad Beyreuther erklärt: „Alzheimer-Patienten leiden an retrograder Amnesie, das heißt, ihre geistigen Fähigkeiten entwickeln sich von einem erwachsenen Stadium in ein kindliches zurück. Beispielsweise können Alzheimer-Patienten noch Kinderlieder singen. Das Langzeitgedächtnis ist also noch länger intakt als das Kurzzeitgedächtnis."

Geistig entwickeln sich Alzheimer-Patienten zum Kind zurück.

Die Rolle der Neurotransmitter

Die Kommunikation zwischen Nervenzellen findet über bestimmte Botenstoffe, die Neurotransmitter, statt. Sie werden in der Nervenzelle gebildet und dann bei Bedarf an den Verbindungsstellen zweier Nervenzellen, den Synapsen, in den dazwischenliegenden synaptischen Spalt abgegeben. Auf der anderen Seite dieses Zwischenraums befinden sich bestimmte Rezeptoren. Passt der jeweilige Botenstoff zu dem Rezeptor wie der Schlüssel in ein Schloss, sendet die Nervenzelle wieder ein Signal aus oder leitet das vorherige weiter.

Durch die absterbenden Nervenzellen im Gehirn entsteht nun recht früh eine Verarmung an Neurotransmittern. Vor allem diejenigen sind in zu geringer Menge vorhanden, die von großer Bedeutung für Aufmerksamkeit sowie Lern- und Gedächtnisleistungen sind. In erster Linie ist der Botenstoff Acetylcholin betroffen, da genau die Nervenzellen absterben, die diesen Neurotransmitter produzieren. Währenddessen geht der übliche Abbau des Botenstoffes unverändert weiter. Die Folge ist, dass die Übertragung der Nervenreize von einer Zelle zur anderen zunächst kontinuierlich immer schwächer und irgendwann ganz eingestellt wird. Das heißt, dass Informationen von einer Zelle zur nächsten nicht mehr weitergegeben werden können. Da Acetylcholin für das Kurzzeitgedächtnis zuständig ist, bemerkt man die Krankheit schon sehr bald an Störungen des Kurzzeitgedächtnisses. Zuletzt gehen die Nervenzellen zugrunde. Bestimmte Bereiche des Gehirns, die für Gedächtnis, Erinnerung, Orientierung usw. zuständig sind, funktionieren dann nicht mehr.

> **!**
>
> Durch den Mangel an Acetylcholin leidet zuallererst das Kurzzeitgedächtnis.

Neben dem Acetylcholin ist vor allem auch der Neurotransmitter Glutamat betroffen. Er spielt ebenfalls in denjenigen Nervenzellen eine Rolle, die von dem Mangel an Acetylcholin betroffen sind. Der Unterschied ist jedoch, dass Acetylcholin zu wenig, Glutamat dagegen zu viel vorhanden ist. Das Zuviel an Glutamat verursacht eine Art Dauererregung und Überreizung, wodurch bestimmte Nervenimpulse nicht mehr richtig erkannt und weitergeleitet werden. Die Nervenzelle kollabiert und verliert auf Dauer ihre Funktionsfähigkeit.

Bei Alzheimer sind zusätzlich auch die Neurotransmitter Serotonin und Noradrenalin (gebildet aus Dopamin) betroffen. Von ihnen ist zu wenig vorhanden, was sich auf die Stimmung und das Verhalten insgesamt auswirkt. Da Serotonin das bekannte Glückshormon ist, entstehen durch seinen Mangel – in Kombination mit einem Mangel an Noradrenalin – Depressionen, Angst oder Unruhe.

Verschiedene Neurotransmitter und ihre Aufgaben

ZU WENIG VORHANDEN	ZU VIEL VORHANDEN
Acetylcholin ist verantwortlich für – Gedächtnis – Denken – Lernen – räumliche Orientierung – Stabilität der Gefühle	**Glutamat** ist verantwortlich für – Gedächtnisleistungen – Konzentrations- und Lernvermögen – Anpassungsfähigkeit der Denkstrukturen
Serotonin, das Glückshormon – beeinflusst die Stimmung – kontrolliert Impulse – ein Mangel führt zu Depressionen	
Dopamin ist verantwortlich für – die Übertragung von Bewegungs- impulsen – die Steuerung von Bewegungsabläufen Dieser Neurotransmitter ist bei Parkinson zu wenig vorhanden.	**Noradrenalin** reguliert die Stimmung. Zu wenig davon führt zu – Depressionen Zu viel davon führt zu – Überreiztheit – unangemessenen heftigen Reaktionsweisen

Nüsse sind eine guter
Cholin-Lieferant.

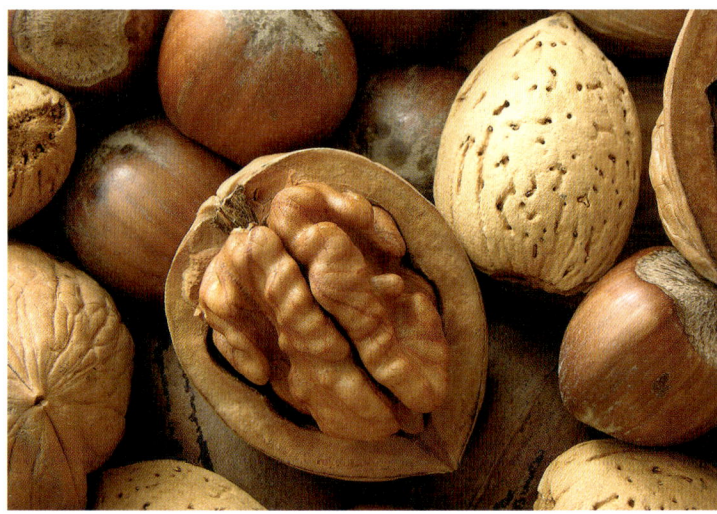

Acetylcholin

Acetylcholin ist der häufigste Neurotransmitter des Gehirns.
Er spielt bei Lernprozessen, logischem Denken und beim Gedächtnis
eine zentrale Rolle. Er beeinflusst das Erinnerungsvermögen,
fördert Kreativität und Konzentration. Man benötigt ihn für
die Lernfähigkeit, Wachheit und Wahrnehmungsfunktionen.
Er steuert auch motorische Zentren des Gehirns. Im Alter sinkt der
Acetylcholinspiegel und entsprechend die Leistungsfähigkeit.
Für die Produktion von Acetylcholin benötigt der Körper Vitamin B_1
und Cholin, ein Bestandteil des Lezithins. Ein Mangel führt zu einer
Verschlechterung der Gedächtnisleistung. Cholin findet sich vor-
nehmlich in Soja-Lezithin, Bierhefe, Tofu, Nüssen, Weizenkeimen,
Leber, Ei und Käse.

Glutamat

Glutamat stimuliert die Aktivität der Nervenzellen.
Glutaminsäure oder Glutamat ist als Eiweißbaustein natürlicher
Bestandteil von Körpereiweiß und kommt in den meisten Eiweißarten
in unterschiedlichen Anteilen vor. Glutamat ist der wichtigste
erregende Neurotransmitter im Zentralen Nervensystem. Er stimuliert die Aktivitäten der Nervenzellen. Aus Glutamat wird auch ein
anderer Neurotransmitter gebildet: die γ-Aminobuttersäure (GABA).
Sie soll dem Muskelaufbau dienen und positiv auf das Immunsystem
einwirken. GABA stellt den wichtigsten hemmenden Neurotransmitter im Zentralnervensystem dar. Etwa 30 Prozent aller Synapsen im
menschlichen Gehirn werden durch GABA gesteuert. Ein ebenfalls
hemmend wirkender Neurotransmitter, die Aminosäure Glycin,
verstärkt die Wirkung von GABA.
Üblicherweise kommt Glutamat sowohl im Verbund von Eiweiß als
auch als Einzelsubstanz im Körper vor. Bei erhöhten Konzentrationen
soll es nervenschädigend sein und im Extremfall zum Absterben von
Nervenzellen führen (siehe Seite 23).

Wird Alzheimer vererbt?

Etwa die Hälfte der Deutschen, insbesondere nahestehende Angehörige von Betroffenen, haben Angst davor, an Alzheimer oder Demenz zu erkranken. Doch ist diese Angst berechtigt?

Tatsächlich hat man einige Gene identifiziert, die für die Amyloid-Entstehung oder den Transport von Fettbestandteilen im Gehirn verantwortlich sind. Jedoch konnte man nur bei wenigen Familien – bei denen die Krankheit dann auch sehr früh ausbrach – einen Zusammenhang mit einem Gen finden. Nur 5 bis 10 Prozent der Alzheimer-Fälle treten familiär gehäuft auf. Das bedeutet: Alzheimer ist keine Erbkrankheit! Eine Ausnahme sind die Patienten, die zwischen dem 30. und dem 60. Lebensjahr erkranken. Dies scheint tatsächlich erblich zu sein. Vermutlich sind dafür gewisse Gene auf den Chromosomen Nummer 1, 14 und 21 verantwortlich. Die restlichen 90 bis 95 Prozent aber erkranken an der sogenannten sporadischen Form von Alzheimer, also einer Form, die nicht auf Genmutationen zurückzuführen sind.

Warum der programmierte Zelltod einsetzt, in dessen Rahmen die Gehirnzellen regelrecht Selbstmord begehen, weiß man nicht. Gene werden aktiviert, die „Killer-Proteine" freisetzen und den Zellen deutlich machen, dass sie nun mit dem Sterben zu beginnen haben. In der Regel ist eine Störung des Hirnstoffwechsels die Ursache, die vor allem durch stressbedingte Veränderungen des Glukosestoffwechsels, der Cholesterinverteilung und der Durchblutung ausgelöst wird. Für sich genommen reicht ein einzelner dieser Faktoren nicht aus für die Entstehung der Krankheit, eine Kombination der geschilderten Prozesse aber durchaus. Das heißt, Veranlagung und Störungen des Gehirnstoffwechsels gemeinsam sorgen dafür, dass man krank wird.

Tatsächlich ist es so: Wenn in früheren Generationen einer Familie zwei oder mehr Fälle von Demenz auftraten, so ist das Risiko der nachfolgenden Generation, ebenfalls zu erkranken, statistisch um das Zwei- bis Dreifache erhöht. Da man jedoch nur

! Entwarnung: Alzheimer ist in den allermeisten Fällen keine Erbkrankheit.

! Wir wissen bis heute nicht, warum bei Demenz Gehirnzellen absterben.

schwer ausmachen kann, ob der Erkrankte in früherer Zeit an einer vaskulären, einer heilbaren oder einer Alzheimer-Demenz erkrankt war, ist eine Vorhersage schwierig. Obendrein spielt auch das erreichte Alter der betreffenden Person eine Rolle. Prof. Konrad Beyreuther fasst dies so zusammen: Ob man im Alter gesund bleibt oder an Alzheimer erkrankt, ist

- eine Frage der Gene für relativ wenige Menschen;
- keine Frage der Gene für die Mehrzahl der Menschen;
- vielmehr eine Frage von Umwelt und Lebensführung.

Eine Vorhersage, ob man Alzheimer bekommt oder nicht, wenn ein naher Verwandter die Krankheit hat, ist also nicht möglich. Eine genetische Untersuchung schürt insofern nur unnötige Ängste und ist aus meiner Sicht daher nicht sinnvoll.

> **!**
>
> Genetische Untersuchungen sind in der Regel nicht sinnvoll.

Risikofaktoren, die Alzheimer begünstigen

Metabolisches Syndrom Dieses gefährliche Quartett erhöht das Demenzrisiko. Es beträgt etwa 1,24 für Bluthochdruck, 1,26 für Rauchen, 1,42 für erhöhte Cholesterinwerte und 1,46 für Diabetes (1,0 = durchschnittliches Risiko).

Fettreiche Ernährung Übermäßiger Fettkonsum fördert ebenfalls eine spätere Demenz. Diejenigen Länder, die am fettreichsten essen – also USA, Kanada und Großbritannien –, haben die höchste Alzheimer-Rate. Dagegen findet man in Ländern, in denen am wenigsten Fett gegessen wird – Japan, China und Nigeria –, die geringste Anzahl von Erkrankten.

Gestörter Fettstoffwechsel Eine deutsche Studie des Nationalen Genomforschungsnetzes deckte den Zusammenhang zwischen einem gestörten Fettstoffwechsel und Alzheimer auf. Es zeigte sich, dass ein hoher Cholesterinspiegel im Gehirn dazu führen kann, dass vermehrt Amyloid – das Alzheimer-Eiweiß – gebildet wird.

Bewegungsmangel In Kanada wurde geprüft, wie sich zu wenig Bewegung auf Alzheimer auswirkt. Eine Untersuchung an 5000 Männern und Frauen über 65 Jahre erbrachte eindeutige Ergebnisse: Sportlich aktive Männer hatten ein um 13 bis 39 Prozent geringeres Risiko, an Alzheimer zu erkranken (je nachdem, wie viel und wie häufig sie trainierten), als Männer, die keinen Sport trieben. Bei sportlichen Frauen war das Risiko sogar um 13 bis 73 Prozent geringer.

Rauchen Im Rahmen der sogenannten Rotterdam-Studie wurden 7000 Holländer untersucht. Das Ergebnis: Raucher haben das doppelte Risiko, an Alzheimer oder anderen Demenzformen zu erkranken, wie Nichtraucher!

Geistige Unterforderung Auch die geistige Fitness wurde untersucht: Anhand der sogenannten Einstein-Aging-Studie zeigte sich, dass Personen, die sich geistig hängen lassen, ein höheres Risiko tragen. 7 Prozent geringer ist das Risiko, wenn man gern liest, Schach oder ein Musikinstrument spielt oder Kurse an der Volkshochschule besucht.

!

Hören Sie nie auf zu lernen, auch nicht im Alter!

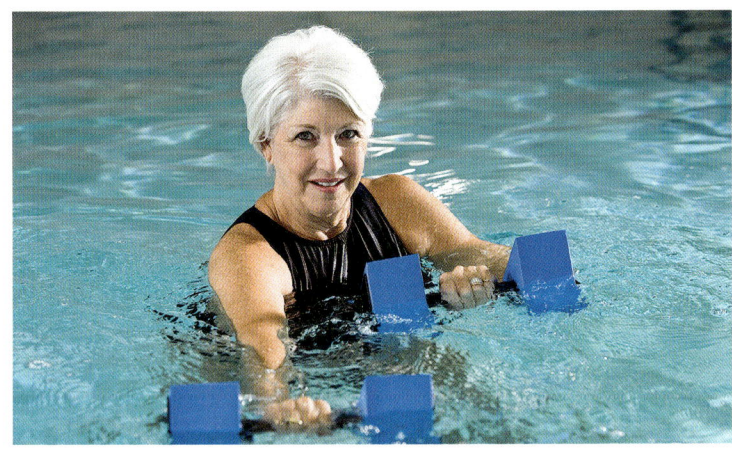

Regelmäßige Bewegung und ein vernünftiges Gewicht reduzieren das Alzheimer-Risiko.

Achten Sie also auf Ihr Herz-Kreislauf-System beziehungsweise lassen Sie es sorgfältig kontrollieren, wenn Sie später nicht an Alzheimer erkranken wollen. Sie reduzieren Ihr Alzheimer-Risiko, indem Sie

- hohen Blutdruck senken
- nicht rauchen
- sich viel bewegen
- Übergewicht vermeiden
- den Cholesterinspiegel niedrig halten
- den Homocysteinwert kontrollieren (nicht über 10 μmol/l)
- sich geistig fit halten.

!

Angst vor Alzheimer? Dann bekämpfen Sie Übergewicht, Bluthochdruck und erhöhte Blutfettwerte!

Der Verlauf der Erkrankung

Ein typisches Merkmal der Alzheimer-Erkrankung ist ihr schleichender Beginn und ein langsames, allmähliches Fortschreiten der Symptome.

Ist die Krankheit endlich diagnostiziert, hängt ihr Verlauf von vielen Faktoren ab: der Persönlichkeit, dem Alter, der körperlichen, geistigen und gefühlsmäßigen Verfassung, dem Ausbildungsstand und den allgemeinen Lebensumständen. Ein Mensch, der körperlich gesund ist, einen Partner hat und in seinem bisherigen Leben sehr viele Denkstrategien und Lösungsmöglichkeiten erworben hat, wird viel später auffallen als einer, der alleine lebt, unter chronischen Krankheiten wie Altersdiabetes und Übergewicht leidet und plötzlich durch einen Zusammenbruch oder einen unerwarteten Klinikaufenthalt aus seinem gewohnten Rhythmus gerissen wird. Solche Veränderungen können eine dramatische Verschlechterung der Symptome bewirken. Andererseits kann der Zustand lange Zeit konstant gehalten werden, wenn es keine Änderungen bei den Pflegepersonen, dem Aufenthaltsort und den Tagesrhythmen gibt. Trotz dieser individuellen Unterschiede gibt es ein ganz spezielles Muster, nach dem der Krankheitsprozess ablaufen wird (siehe Tabelle).

Der Verlauf der Alzheimer-Demenz, verändert nach dem
renommierten Alzheimer-Forscher Barry Reisberg

SCHWEREGRAD DER DEMENZ	STADIUM	SYMPTOME
Unauffällige bis milde Phase	1	Stumme Vorlaufphase; unauffällig (kann 30 bis 40 Jahre dauern)
	2	Subjektive Gedächtnisstörungen, die nur der Betroffene bemerkt, zum Beispiel Wortfindungsstörungen (dauert 9 bis 14 Jahre)
	3	Leistungsdefizit bei anspruchsvollen Aufgaben
	4	Angewiesensein auf Hilfe bei komplexen Tätigkeiten (zum Beispiel am Automaten Geld abheben)
Mittel	5	Kleiderwahl nicht mehr alleine möglich
Mittelschwer (Dauer ca. 3 Jahre)	6	• Hilfe erforderlich beim Ankleiden, Baden und Toilettengang • Harninkontinenz (keine Kontrollmöglichkeit der Blase mehr) • Stuhlinkontinenz (keine Kontrollmöglichkeit der Darmentleerung mehr)
Schwer (Dauer ca. 3 Jahre)	7	• Nur noch 6 Wörter bekannt • Nur noch ein Wort bekannt • Fortbewegung unmöglich • Sitzen unmöglich • Lächeln nicht mehr möglich • Kopf kann nicht mehr aufrecht gehalten werden

Wie können Ärzte die Krankheit behandeln?

Sobald die Diagnose gesichert ist, sollte der Arzt mit Patienten und Angehörigen einen individuellen Behandlungsplan ausarbeiten. Ziel ist es, den Gesundheitszustand möglichst lange stabil zu halten, den Krankheitsverlauf zu verzögern und die Selbstbestimmung und Selbstständigkeit der Lebensführung mit allen Mitteln zu unterstützen. Die Würde und Lebensqualität des Patienten sollte auch im Spätstadium gewährleistet bleiben, indem man die verbliebenen Fähigkeiten aktiviert und fördert. Leider ist Demenz vom Alzheimer-Typ nach dem heutigen Stand der Medizin nicht heilbar, aber man kann einige Symptome durchaus mit Medikamenten und nicht medikamentösen oder natürlichen Behandlungsmöglichkeiten lindern und das Krankheitsgeschehen verlangsamen – je nach Stadium der Erkrankung. Die Folgen der Erkrankung sollten sowohl für den Patienten als auch für sein Umfeld so gut wie möglich gelindert werden.

!

Ziel der Behandlung: Den Gesundheitszustand möglichst lange stabil halten.

Für eine ganzheitliche Alzheimer-Therapie sind folgende Elemente erforderlich (abgewandelt nach den Vorschlägen der Seniorenliga):

- Internistische Basistherapie zur Stabilisierung des allgemeinen Gesundheitszustandes
- Medikamentöse Therapie mit antidemenziellen Arzneimitteln zur gezielten Behandlung von DAT und Aufrechterhaltung der geistigen Fähigkeiten
- Medikamentöse Behandlung mit Psychopharmaka inklusive Neuroleptika zur Stabilisierung der psychischen Verfassung und Stimmungslage
- Psychotherapeutische Maßnahmen, wie Verhaltenstraining
- Nicht medikamentöse Methoden zur Aufrechterhaltung der verbliebenen Fähigkeiten, wie Hirnleistungstraining, Bewegungstraining, Kunsttherapie
- Natürliche Therapien, wie Anwendung von Heilkräutern und Vitaminen

!

Wichtige Medikamente für die Alzheimer-Therapie.

Kognitive Fähigkeiten
Dazu zählen Aufmerksamkeit, Wahrnehmung, Erkenntnis, Urteilen, Lernen, Erinnerung, Orientierung und Vorstellung.

Medikamentöse Therapie

Es gibt einige wenige Arzneimittel, die dabei helfen, den Abfall der kognitiven Leistungsfähigkeit hinauszuzögern. Bei diesen Antidementiva unterscheidet man im Groben

- Acetylcholinesterase-Hemmer und
- NMDA-Antagonisten.

Allerdings hat diese medikamentöse Therapie auch ihre Schattenseiten. Genaueres zu den Präparaten sowie deren unerwünschten Wirkungen und Nebenwirkungen können Sie in den Büchern „Demenz" von Cornelia Fischer-Börold und Siglind Zettl und „Demenz – Hilfe für Angehörige und Betroffene" von der Stiftung Warentest nachlesen (siehe Anhang). In meinem Buch erfahren Sie dagegen mehr über die Wirkungen, die man mit natürlichen Behandlungsmethoden erreichen kann.

Acetylcholinesterase-Hemmer Bei der Alzheimerkrankheit ebenso wie bei vaskulärer Demenz und Lewy-Körperchen-Demenz wird der Mangel an Acetylcholin behandelt, der zu den bekannten Gedächtnisstörungen führt. Hierbei wird einer der drei Wirkstoffe Donepezil, Galantamin und Rivastigmin eingesetzt, die das Enzym Acetylcholinesterase hemmen. Man nennt diese Mittel daher Acetylcholinesterase-Hemmer. Acetylcholinesterase baut den Neurotransmitter Acetylcholin ab. Hemmt man diesen Abbau, kann man damit die Wirkung des vorhandenen Acetylcholins verlängern – zumindest bei leichten bis mittelschweren Formen von Alzheimer, denn dann ist noch eine Restfunktion der Nervenzellen vorhanden. Dadurch können auch wieder mehr Daten gespeichert werden. Der Vorteil der Antidementiva ist, dass der Stoffwechsel der anderen Neurotransmitter nicht beeinflusst wird. Dies ist für die Effektivität der Medikamente notwendig. Eines der zugelassenen Medikamente – das Galantamin (auch Galanthamin, ein natürlicher Wirkstoff aus Schneeglöckchen) – macht zusätzlich die Bindungsstellen der Nervenzellen empfindlicher gegenüber dem Acetylcholin. Die beiden Wirkstoffe verstärken sich gegenseitig in ihrer Wirkung.

In wissenschaftlichen Studien konnte gezeigt werden, dass durch die genannten Wirkstoffe nicht nur die geistige Leistungsfähigkeit verbessert wird, sondern dass auch die Fähigkeiten zur Bewältigung des Alltags positiv beeinflusst werden. Der klinische Gesamteindruck, also das Allgemeinbefinden des Patienten, wird dadurch verbessert. Sie bleiben länger selbstständig und kommen insgesamt im Alltag besser zurecht. Der Nachteil: Leider werden die Symptome nach einer gewissen Zeit wieder schlimmer. Das Voranschreiten der Erkrankung und damit häufig die Einweisung in ein Pflegeheim lässt sich oft nur 40 bis 50 Wochen hinauszögern. Danach verlieren diese Medikamente, die außerdem zahlreiche Nebenwirkungen wie Übelkeit, Erbrechen oder Durchfall haben können, ihre Wirksamkeit.

Eine Steigerung der Acetylcholinkonzentration bewirkt auch eine verstärkte Dopaminfreisetzung in der Großhirnrinde und verbessert dadurch die Denkfähigkeiten der Patienten. Allerdings hilft diese Behandlung in einer späten Phase der Erkrankung nicht mehr, da dann generell zu wenig Acetylcholin vorliegt.

NMDA-Antagonisten Um eine Überdosierung von Glutamat im Gehirn zu verhindern, versucht man den Rezeptor – also eine speziell auf ihn angepasste Bindungsstelle (Methyl-D-Aspartat-Rezeptor, NMDA) – zu inaktivieren. Damit will man die Nervenzelle unempfindlich für das Überangebot an Glutamat machen. Derartige Medikamente, etwa Memantin, bezeichnet man als Rezeptorantagonisten oder NMDA-Antagonisten. Sie funktionieren, indem sie an den Rezeptor binden, aber dessen Funktion nicht ausüben. Damit kann sich Glutamat nicht an die Bindungsstelle anlagern und die dadurch verursachten Schäden bleiben aus. Gleichzeitig will man aber die positiven Wirkungen von

!

Achten Sie als Angehöriger darauf, dass der Patient seine Medizin regelmäßig und in der richtigen Dosierung einnimmt.

Glutamat auf das Lernen und Gedächtnis nicht unterdrücken, das heißt, das Medikament darf den Glutamatrezeptor nicht vollständig blockieren.

Eine Voraussetzung für die Therapie mit Antidementiva ist, dass eine Bezugsperson die regelmäßige Einnahme in korrekter Dosierung sicherstellt. Außerdem muss eine Demenz sicher diagnostiziert sein.

Neuroleptika und Parkinson-Medikamente In der mittleren und späten Erkrankungsphase kommt es zu sogenannten psychotischen Symptomen mit Fehlwahrnehmungen (Halluzinationen) und wahnhaftem Denken sowie Wesensveränderungen. Ärzte setzen hier üblicherweise antipsychotisch wirkende Medikamente ein, die aus der Behandlung von Schizophrenien und anderen Psychosen auch unter der Bezeichnung Neuroleptika bekannt sind. Hier ist die Auswahl eines erfahrenen Arztes besonders wichtig, damit es nicht zu unerwünschten Nebenwirkungen kommt.

Im Spätstadium der Alzheimerkrankheit können ähnliche Symptome wie bei der Parkinson-Demenz auftreten, zum Beispiel Steifheit in den Bewegungen sowie Zittern. Diese Symptome kann man auch mit Medikamenten behandeln, die gegen Parkinson wirken (siehe Seite 48).

Kalzium-Antagonisten Diese Medikamente sollen den gestörten Kalzium-Stoffwechsel der Nervenzellen normalisieren und dadurch die Weiterleitung von Informationen verbessern sowie die Hirndurchblutung fördern. Ihre Wirkung ist wissenschaftlich nicht gesichert, dennoch sind sie als Antidementiva für vaskuläre Demenzformen zugelassen.

Weitere Medikamente Gegen den geistigen Abbau empfehlen die Deutschen Fachgesellschaften nur Acetylcholinesterase-Hemmer und NMDA-Antagonisten, da deren Wirkung in Studien untersucht wurde. Daneben gibt es weitere Präparate (keine Neuroleptika und Antidepressiva), die zum Beispiel gegen „Hirnleistungsstörungen" helfen sollen, deren Wirksamkeit jedoch nicht oder noch nicht wissenschaftlich bewiesen ist und die daher nicht oder nur bedingt empfehlenswert sind.

Nicht oder nur bedingt empfehlenswerte Medikamente
- Dihydroergotoxin
- Hormone
- Nicergolin
- Nimodipin (ein Kalzium-Antagonist)
- Pirazetam (Arzneimittel, das die Hirndurchblutung und Sauerstoffversorgung verbessern soll; auch die positive Wirkung auf Gedächtnis, Konzentration, Antrieb etc. ist umstritten)
- Pyritinol
- Statine

!

Statine tragen zur
Verringerung von
Ablagerungen bei.

Statine tragen zur Reduzierung von Ablagerungen in den Gefäßen bei Patienten mit Herz- und Gefäßproblemen (zum Beispiel Herzinfarkt) bei. Sie senken den Cholesterinspiegel und werden verordnet, wenn man überhöhte Blutfettwerte senken will. Diese sogenannten Lipidsenker können das Schlaganfall- und Herzinfarktrisiko deutlich senken. Deshalb meint man, dass sie auch das Risiko einer gefäßbedingten Demenz reduzieren können. Aber sogar das Fortschreiten von Alzheimer sollen die Medikamente bremsen können, denn auch hier spielen möglicherweise erhöhte Cholesterinwerte eine Schlüsselrolle. Tatsächlich fanden Wissenschaftler heraus, dass Statine sogar die Wahrscheinlichkeit, an Alzheimer zu erkranken, um bis zu 70 Prozent verringern können. Die Ursache für ihre Wirkung ist, dass bei den meisten Demenzformen auch ein chronischer Entzündungsprozess im Gehirngewebe eine Rolle spielt. In den USA konnte man zeigen, dass sich durch eine hoch dosierte Statingabe in der Anfangsphase das Fortschreiten der Demenz-Erkrankung verlangsamen und teilweise sogar stoppen ließ. Im fortgeschritteneren Alzheimer-Stadium verbessern sie die Situation leider nicht mehr. Die Untersuchungen dazu sind noch nicht abgeschlossen, sodass sie bislang nicht Bestandteil der offiziellen Behandlungsleitlinien zur Demenztherapie sind.

Für natürliche Wirkstoffe wie zum Beispiel Ginseng, Mistel, Knoblauch, Weißdorn und Lezithin gibt es keine gesicherten Erkenntnisse darüber, dass sie die gewünschte Wirkung, also eine Verbesserung der Gedächtnisleistung, erzielen.

Natürliche Therapien

!

Medikamente können dabei helfen, die Lebensqualität zu erhalten.

Medikamente helfen durchaus dabei, die Lebensqualität zu erhalten, und sie verbessern den Krankheitsverlauf. Folgende Behandlungsmöglichkeiten – die hier aufgeführten Therapien werden im Kapitel „Sanfte Therapien für Geist und Körper" (siehe Seite 76) einzeln und ausführlich dargestellt – helfen zusätzlich dabei, den Krankheitsverlauf zu verlangsamen:

- Psychotherapie
- Ergotherapie
- Logopädie
- Physio- und Bewegungstherapie
- Snoezelen
- Biografiearbeit und Erinnerungstherapie
- Milieutherapie
- Familientherapie
- Validation
- Kunst-, Musik- und Tanztherapie
- Realitäts-Orientierungs-Training
- Tiergestützte Therapie
- Tai-Chi und Qigong

- Humortherapie
- Filme für Demenzkranke
- Speziell psychotherapeutische Maßnahmen (Verhaltenstraining) und Methoden zum Training und zur Aufrechterhaltung der verbliebenen Fähigkeiten (Alltagskompetenz), also zum Beispiel Hirnleistungstraining, Bewegungstraining und Kunsttherapie, haben sich als sinnvoll und hilfreich erwiesen.

Zusätzlich können alternative Therapien, zum Beispiel die Anwendung von Heilkräutern und Vitaminen, zum Einsatz kommen. Ebenfalls empfehle ich eine ausgewogene, speziell auf demenzielle Veränderungen ausgerichtete Ernährung. Meine Empfehlungen für eine gesunde Kost speziell für Demenzkranke finden Sie im Kapitel „Demenz natürlich behandeln" ab Seite 75.

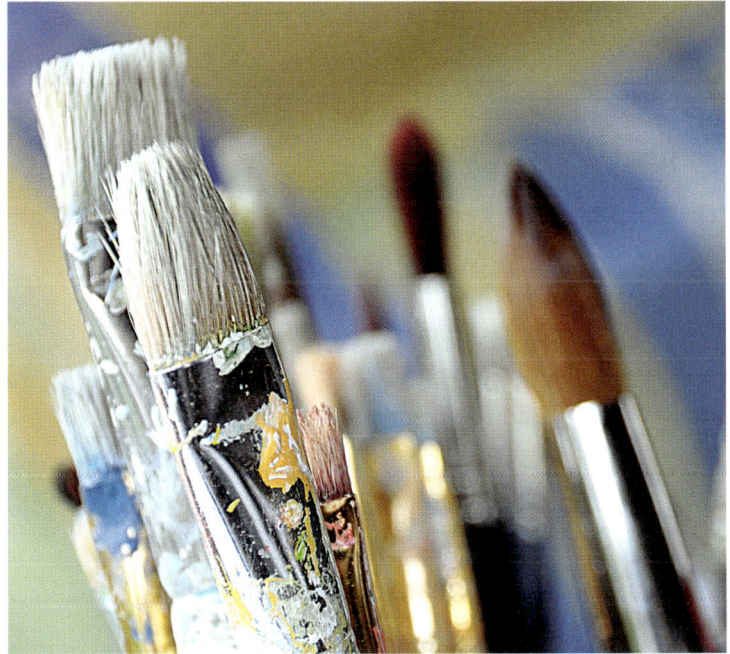

Alzheimer-Patienten haben häufig Probleme mit der Kommunikation. Mit Hilfe der Maltherapie können Betroffene einen kreativen Weg finden, um sich auszudrücken.

Lewy-Körperchen-Demenz: Alzheimers kleiner Bruder

Ursachen und Symptome

Man könnte die Lewy-Körperchen-Demenz als den kleinen Bruder der Alzheimer-Demenz bezeichnen – klein aber nur deshalb, weil diese Krankheit nicht so häufig vorkommt wie der große Bruder. Sie wurde nach ihrem „Entdecker" Friedrich H. Lewy benannt, einem Pathologen und Mitarbeiter von Alois Alzheimer, der als Erster die Alzheimerkrankheit beschrieben hatte. Die Ursachen der Lewy-Körperchen-Demenz sind ähnlich wie bei Alzheimer: Eiweißreste lagern sich in den Nervenzellen des Gehirns ab und können nicht mehr richtig abgebaut werden. Lewy fand jedoch heraus, dass es in den Nervenzellen von Demenzkranken noch andere Einschlüsse gibt als diejenigen, die Alzheimer entdeckt hatte. Diese Lewy-Körperchen treten bei dieser Demenzform stark vermehrt auf und verursachen die Symptome.

Zu den Symptomen zählen:

- fortschreitende Gedächtnisstörung
- Stürze und Sinnestäuschungen (Halluzinationen) im Frühstadium
- vorübergehende Bewusstseinsstörungen
- Bewusstseinsverlust infolge von Kreislaufproblemen
- Um-sich-Schlagen oder Treten im Schlaf sowie Schlafwandeln
- Depressionen
- Überempfindlichkeit gegenüber bestimmten Arzneimitteln, speziell Neuroleptika

!

Halluzinationen und Stürze sind wichtige Symptome dieser Demenzform.

Mit absoluter Sicherheit kann die Krankheit erst nach dem Tod des Patienten diagnostiziert werden. Ein aufmerksamer Arzt wird jedoch zur richtigen Diagnose kommen, wenn eine fortschreitende Gedächtnisstörung vorliegt, für die keine andere Ursache infrage kommt, der Patient im Tagesverlauf auffällige rasche Schwankungen in seinen kognitiven Fähigkeiten zeigt und unter

Halluzinationen sowie Parkinson-Symptomen leidet. Diese Halluzinationen äußern sich so, dass die Betroffenen Dinge sehen, die nicht da sind, und nicht vorhandene Stimmen oder Geräusche hören.

Der Verlauf der Erkrankung

Eine Lewy-Körperchen-Demenz kann allmählich entstehen oder ganz plötzlich beginnen. Im weiteren Verlauf treten deutliche Schwankungen auf: Phasen mit ausgeprägten Symptomen wechseln sich mit Phasen ab, in denen der Patient relativ gesund ist. Die Überlebenszeit wird mit nur 4 bis 5 Jahren nach Krankheitsbeginn angegeben; wenn die Krankheit richtig behandelt wird, können die Betroffenen aber wesentlich länger leben.

Wie können Ärzte die Krankheit behandeln?

Es gibt bisher keine Arzneimittel, die speziell für die Behandlung der Lewy-Körperchen-Demenz zugelassenen sind. In Fachkreisen ist man sich einig, dass die Krankheit mit Acetylcholinesterase-Hemmern (siehe Kapitel „Demenz vom Alzheimer-Typ", Seite 34), der am besten untersuchten Medikamentengruppe, therapiert werden sollte. Der Therapieerfolg ist hier sogar deutlich besser als beim großen Bruder Alzheimer-Demenz, für deren Behandlung diese Mittel eigentlich zugelassen sind. Außerdem können bestimmte Antipsychotika (Quetiapin und Clozapin) zum Einsatz kommen, wobei Letzteres nur unter besonderen Vorsichtsmaßnahmen verabreicht werden darf. Gegen eine Depression sollten geeignete Mittel (Selektive Serotonin-Wiederaufnahme-Hemmer, SSRI) verordnet werden.

> **!**
>
> Es gibt bisher keine speziellen Arzneimittel für die Lewy-Körperchen-Demenz.

Natürliche Therapien

Alle Therapien, die Sie im Kapitel „Sanfte Therapien für Geist und Körper" (siehe Seite 76) finden, sind auch für Personen geeignet, die an Lewy-Körperchen-Demenz leiden. Insbesondere rate ich den Betroffenen zu einer geeigneten Psychotherapie, damit mögliche Depressionen bereits im Ansatz behandelt werden können.

Um Bewusstseinsstörungen und visuellen Halluzinationen zu begegnen und gleichzeitig Depressionen vorzubeugen, ist es wichtig, dass sich der Kranke lange genug im Tageslicht aufhält und dass seine Sehschärfe augenärztlich, zum Beispiel durch eine Kataraktoperation, verbessert wird. Schlafstörungen können gelindert werden, indem ein regelmäßiger Tag-Nacht-Rhythmus eingehalten wird und der Kranke nicht zu viel Kaffee trinkt und raucht. Sogenannte psychoedukative Maßnahmen in psychiatrischen Kliniken oder Tageskliniken helfen dem Patienten und seinen Angehörigen, die Hintergründe der Krankheit zu verstehen und angemessen damit umzugehen. Eine solche Schulung aller Beteiligten kann helfen, den Verbrauch von Neuroleptika zu senken und Druck von den Angehörigen zu nehmen.

Wichtig ist auch die richtige Ernährung. Meine Empfehlungen für eine gesunde Kost speziell für Demenzkranke finden Sie im Kapitel „Demenz natürlich behandeln" ab Seite 75.

> **!**
>
> Gehen Sie mit dem Erkrankten jeden Tag nach draußen. Tageslicht ist wichtig und beugt Depressionen vor.

Um Bewusstseinsstörungen zu begegnen und Depressionen vorzubeugen, ist es wichtig, dass sich Patienten lange genug im Tageslicht aufhalten.

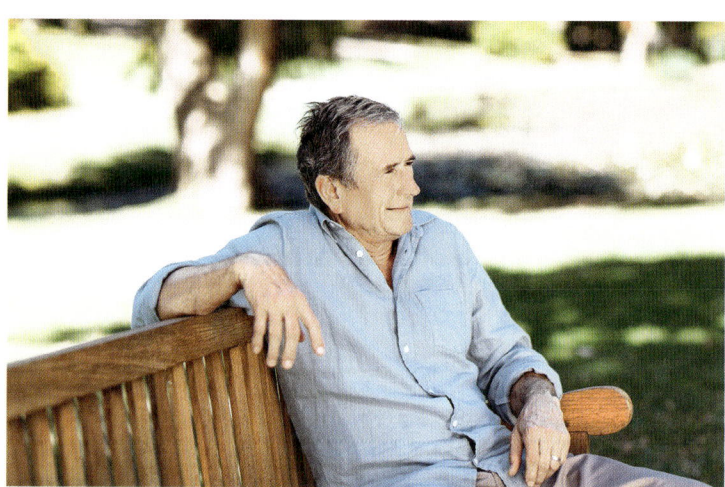

Frontotemporale Demenz: die veränderte Persönlichkeit

Ursachen und Symptome

Bei der Frontotemporalen Demenz, die nach ihrem „Entdecker" auch Picksche Krankheit oder Morbus Pick genannt wird, steht nicht der Verlust der Erinnerung und der Orientierungsfähigkeit im Vordergrund, sondern eine veränderte Persönlichkeit. Bei dieser seltenen Demenzform werden die Nervenzellen zunächst im Stirn- und Schläfenbereich (Frontotemporallappen) des Gehirns abgebaut. Da von hier aus unter anderem das Sozialverhalten und die Emotionen gesteuert werden, äußert sich der Abbau dieser Nervenzellen in der Regel mit diesen Symptomen:

> **!**
> Im Vordergrund steht die veränderte Persönlichkeit.

- fortschreitende Persönlichkeitsveränderung
- sozial auffällige Verhaltensweisen
- verminderte Kritikfähigkeit und Urteilskraft
- Stimmungsschwankungen
- Sprachstörungen im weiteren Verlauf

Die Betroffenen sind irgendwann nicht mehr in der Lage, ihre Gefühle und ihr Sozialverhalten zu kontrollieren. Auffällig ist, dass sie kaum eine Krankheitseinsicht zeigen und auch kaum zu einer Therapie zu motivieren sind.

Der Verlauf der Erkrankung

Die Frontotemporale Demenz tritt in der Regel früher auf als zum Beispiel die Alzheimer-Demenz, in den meisten Fällen bereits zwischen dem 50. und 60. Lebensjahr beziehungsweise noch früher. Als Erstes fällt den Angehörigen auf, dass sich das Wesen des Betroffenen und das zwischenmenschliche Verhalten ändern. Der Erkrankte ist aggressiv, taktlos anderen gegenüber, isst maßlos oder sitzt teilnahmslos und desinteressiert in der Ecke. Wenn die Frontotemporale Demenz weiter fortschreitet, kommen Sprachstörungen hinzu; der Patient tut sich zunehmend schwer, die passenden Wörter zu finden und Dinge zu benennen, ferner kommt es zu sprachlichen Missverständnissen. Mit der Zeit geht sein Mitteilungsbedürfnis verloren, was so weit gehen kann, dass er vollkommen verstummt. Beeinträchtigungen des Erinnerungsvermögens stellen sich erst später ein, doch sind diese über einen längeren Zeitraum weniger stark ausgeprägt als bei der Alzheimer-Demenz.

Die Angehörigen stellt das Zusammenleben mit einem Patienten, der an einer Frontotemporalen Demenz leidet, vor große Herausforderungen. Sein verändertes und unberechenbares, oftmals aggressives und enthemmtes Verhalten ist für das Umfeld extrem belastend.

!

Für die Angehörigen ist das Zusammenleben mit dem schwierigen Patienten extrem belastend.

Wie können Ärzte die Krankheit behandeln?

Für den Arzt ist es nicht einfach, die Frontotemporale Demenz richtig zu diagnostizieren. Weil anfangs die Persönlichkeitsveränderungen und ein verändertes Sozialverhalten die vorherrschenden Symptome sind, halten manche Ärzte die Krankheit für eine Depression, ein Burn-out-Syndrom, eine Manie, Schizophrenie oder andere psychische Störung. Wurde die Diagnose richtig gestellt, werden bei dieser Demenzform in der Regel die Symptome behandelt, zum Beispiel mit Antidepressiva, da die geistige Leistungsfähigkeit nicht so stark eingeschränkt ist wie bei anderen Demenzerkrankungen. Die Behandlung ist darauf ausgerichtet, die Verhaltensauffälligkeiten abzumildern. Heilbar ist die Frontotemporale Demenz nicht.

!

Der Arzt wird versuchen, die Verhaltensauffälligkeiten abzumildern.

Natürliche Therapien

Alle Therapien, die Sie im Kapitel „Sanfte Therapien für Geist und Körper" (siehe Seite 76) finden, sind auch für Betroffene einer Frontotemporalen Demenz geeignet. Besonders empfehlenswert sind Validation sowie Psycho-, Bewegungs- und Familientherapien. Bei Kunst-, Musik-, Tanz- oder tiergestützter Therapie sollten die Behandler unbedingt auf die Vorlieben der Betroffenen eingehen.

Wichtig ist auch die richtige Ernährung. Empfehlungen für eine gesunde Kost speziell für Demenzkranke finden Sie im Kapitel „Demenz natürlich behandeln" ab Seite 75.

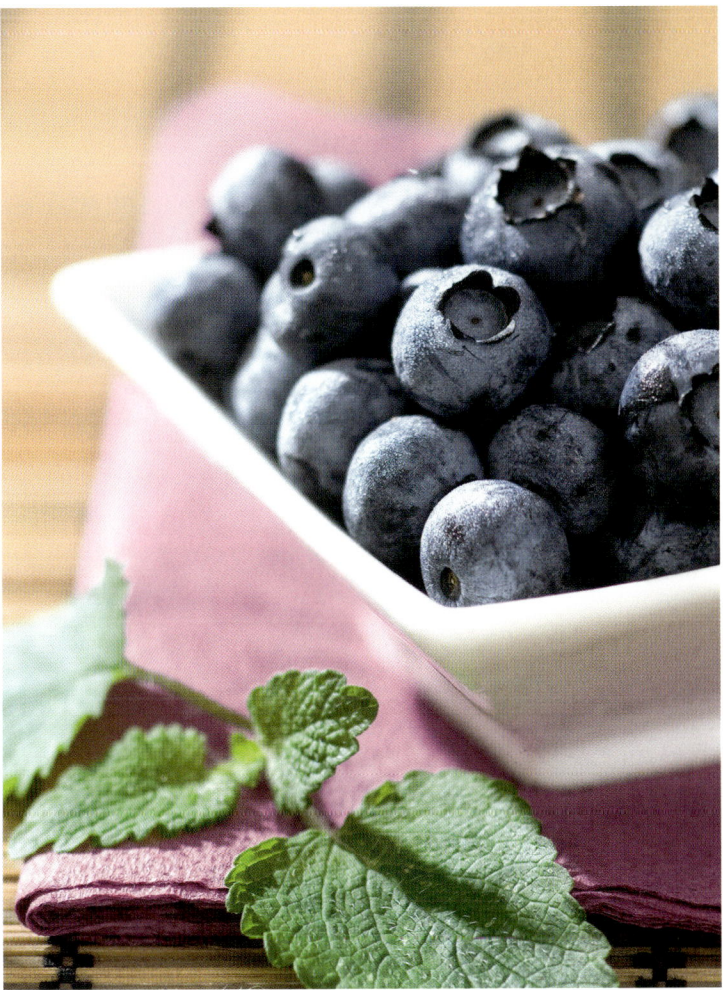

Achten Sie auf eine gesunde Ernährung. Blaubeeren beispielsweise senken das altersbedingte Risiko für Alzheimer und Parkinson.

Parkinson: erstarrte Bewegung

Parkinson (Morbus Parkinson), oder Schüttellähmung, wie die Krankheit nicht ganz treffend genannt wird, ist wie die Alzheimer-Demenz eine neurodegenerative Erkrankung, die zu den häufigsten des höheren Alters zählt. 250.000 Deutsche leiden daran. In der Regel beginnt die Krankheit im fünften bis sechsten Lebensjahrzehnt, doch kommen typische Demenzsymptome erst nach mehreren Jahren auf.

Ursachen und Symptome

Parkinson kennt man in erster Linie durch den berühmten Boxer Muhammad Ali. Das starke Zittern seiner Hände – auch als er das olympische Feuer anzündete – hat traurige Berühmtheit erlangt, doch gehören zu dieser Krankheit noch viele weitere Symptome:

!

Parkinson bringt man in erster Linie mit Muskelzittern in Verbindung.

- Muskelzittern (Tremor)
- Verlangsamung (Bradykinese) und Reduzierung der Beweglichkeit bis hin zur Bewegungslosigkeit (Akinese)
- feines Zittern der Muskulatur in Ruhe (Ruhetremor)
- erhöhte Muskelspannung
- Störungen des Gangbildes
- zunehmende Standunsicherheit
- Störungen der geistigen Leistungsfähigkeit
- Muskelsteifheit (Rigor)
- starrer, wächserner Gesichtsausdruck
- leise Sprache
- Riechstörungen
- kleiner werdende Handschrift

Der Krankheit liegt eine Zerstörung von Nervenzellen zugrunde, vor allem in der sogenannten schwarzen Substanz (Substantia nigra) des Gehirns, einer Ansammlung von Nervenzellen im Hirnstamm. Vor allem dort wird der Botenstoff Dopamin produziert, der unter anderem für die Übertragung von Bewegungsimpulsen im Gehirn zuständig ist, also die Befehle des Nervensystems an die Muskulatur weitergibt. Bei Patienten mit Parkinson ist diese Hirnregion erheblich blasser. Bei ihnen findet man im Vergleich zu Gesunden nur 10 Prozent Dopamin im Gehirn. Die Zellen, die das Dopamin produzieren, sterben mit fortschreitender Erkrankung zunehmend ab, sodass es zu Störungen im Bewegungsablauf kommt. Dabei sind gerade diejenigen Nervenzellen betroffen, die für die Feinsteuerung unserer Bewegungen zuständig sind. Später sind auch noch andere Nervenzellen betroffen, die das sogenannte Glückshormon Serotonin und Acetylcholin betreffen. Generell kommt es zu einem Ungleichgewicht der Neurotransmitter mit einem Mangel an Dopamin und einem Überschuss an Acetylcholin und Glutamat. Leider geht im Alter die Bildungsrate für Dopamin generell zurück, auch die Empfänglichkeit für die Dopaminsignale nimmt ab. Die Parkinsonsche Krankheit ist dann eine Extremform mit vorzeitigem Verlust dopaminbildender Nervenzellen.

> **!**
>
> Ein gestörtes Gleichgewicht der Botenstoffe im Gehirn verursacht die Störungen im Bewegungsablauf.

Der Verlauf der Erkrankung

Wie die Alzheimer-Erkrankung beginnt auch diese Demenzform schleichend. Sie tritt erst zutage, wenn mehr als die Hälfte der dopaminproduzierenden Nervenzellen abgestorben sind. Am Anfang bemerkt der Betroffene lediglich unspezifische Anzeichen wie Stimmungsschwankungen, Depressionen, Schlafstörungen, Muskelverspannungen oder Rückenschmerzen. Fehldiagnosen sind in diesem Stadium daher keine Seltenheit.

> **!**
>
> Auch Parkinson beginnt schleichend.

Im Frühstadium fallen vor allem Beeinträchtigungen der sprachlichen Fähigkeiten auf wie Wortfindungsstörungen und eine verlangsamte Sprache. Später kann sich der Betroffene dann nur noch sehr schwer auf neue Situationen einstellen und es fällt ihm zunehmend schwer, Probleme zu lösen. Außerdem treten Gedächtnisstörungen und eine örtliche und zeitliche Desorientierung auf. Das Denkvermögen ist beeinträchtigt, sodass Schlussfolgerungen und Urteile schwierig bis unmöglich werden. Auch der Antrieb lässt nach.

Wie können Ärzte die Krankheit behandeln?

!

Erste Maßnahme: den Dopaminmangel ausgleichen.

Levo-Dopa Da man die Ursache für Parkinson einigermaßen kennt, versucht man als Erstes, den Dopaminmangel auszugleichen. Der Neurotransmitter kann dem Körper jedoch nicht direkt ersetzt werden, da er aus dem Blut nicht direkt ins Gehirn gelangen kann. Aus diesem Grund greift man auf seine Vorstufe zurück, das Levo-Dopa (L-Dopa, die Alpha-Aminosäure L-3,4-Dihydroxyphenylalanin). L-Dopa kann die Blut-Hirn-Schranke überwinden und wird im Gehirn schließlich in aktives Dopamin umgewandelt. Dieses ist gegen die Hauptsymptome des Morbus Parkinson wirksam.

Doch leider wird das L-Dopa nicht ausschließlich im Gehirn, sondern auch im Rest des Körpers in das aktive Dopamin umgewandelt. Das führt zu Nebenwirkungen, etwa Übelkeit und Kreislaufproblemen, und macht es nötig, dass der Wirkstoff in hohen Dosen eingenommen werden muss, damit eine ausreichende Menge im Gehirn ankommt. Deshalb wird L-Dopa immer mit einem Hemmstoff eines Enzyms kombiniert, der verhindert, dass

Typisches Symptom bei Parkinson: die Hände zittern so, dass der Patient Schwierigkeiten hat, eine Tasse zu halten.

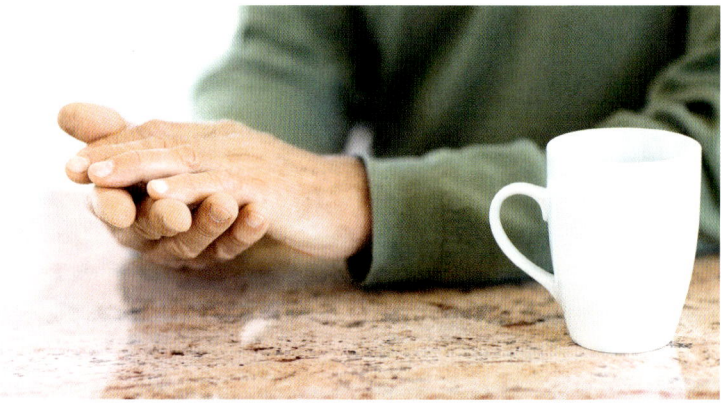

L-Dopa außerhalb des Gehirns in Dopamin umgewandelt wird. Dieser Decarboxylase-Hemmer heißt Benserazid. Er gelangt nicht ins Gehirn. Die Folge: Es treten weniger Nebenwirkungen auf und die L-Dopa-Dosis kann stark reduziert werden. Aus diesem Grund ist die Therapie mit L-Dopa in der Regel gut verträglich.

L Dopa richtig einnehmen

Um die Wirkung von Levo-Dopa zu verbessern, nimmt man das Medikament nicht gleichzeitig mit den Mahlzeiten ein, sondern zeitversetzt eine halbe Stunde vor oder eine Stunde nach dem Essen. Der Grund dafür ist, dass Nahrung fast immer Eiweiß enthält, das im Verdauungstrakt in seine Bestandteile, die Aminosäuren, aufgespalten wird. Dopamin und seine Vorstufe werden selbst aus einer Aminosäure, dem Tyrosin gebildet, das mit anderen Aminosäuren um ein Transporteiweiß konkurriert. Dieses schleust die Aminosäuren aus dem Darmtrakt in die Blutbahn und von dort in die Nervenzellen des Gehirns. Solche Transporteiweiße sind aber nur in begrenzter Menge vorhanden. Enthält die Nahrung nun sehr viel Eiweiß und damit Aminosäuren, können diese das Tyrosin und das L-Dopa vom Transporteiweiß verdrängen. Damit gelangt nicht genug davon ins Gehirn, es wird weniger Dopamin produziert und seine Wirkung ist abgeschwächt.

Diese Empfehlung gilt natürlich auch für Zwischenmahlzeiten mit Joghurt, Quark oder anderen Milchprodukten. Um die Tabletten nicht nüchtern einnehmen zu müssen, eignen sich stattdessen Zwieback, Kekse oder etwas Flüssigkeit.

Die übrigen Parkinson-Medikamente kann man gleichzeitig mit dem L-Dopa-Medikament einnehmen.

Sollten Probleme mit den Einnahmezeiten auftreten, erarbeiten Sie zusammen mit Ihrem Arzt einen entsprechenden Zeitplan.

Übrigens: Auf Eiweiß zu verzichten ist nicht die richtige Lösung, da so ein Eiweißmangel entstehen kann. Abends eiweißreich zu essen ist ebenfalls keine Alternative, da dies zu Schlafproblemen führen kann.

So nehmen Sie Levo-Dopa richtig ein.

Dopamin-Agonisten Ergänzend zu den L-Dopa-Präparaten werden auch sogenannte Dopamin-Agonisten eingesetzt. Sie können ebenso wie Dopamin Dopamin-Rezeptoren (D-Rezeptoren) stimulieren und wirken daher wie Dopamin. Allerdings sind diese Medikamente ebenfalls nicht ohne Nebenwirkungen. So sind zum Teil heftige Wirkungen auf die Psyche beschrieben worden.

Anticholinergika Durch den Abbau von Dopamin im Gehirn entsteht ein Überschuss an dem Neurotransmitter Acetylcholin, was zu der Muskelsteifheit und dem Zittern führt. Zur Behandlung dieser Symptome kann man erfolgreich Anticholinergika einsetzen, die das Acetylcholin reduzieren. Als Nebenwirkungen treten relativ regelmäßig Mundtrockenheit und Verstopfung, aber auch Harnverhalt auf. Daher muss die Dosierung sehr vorsichtig angepasst werden.

MAO-Hemmer L-Dopa wird nach einiger Zeit wieder durch körpereigene Enzyme abgebaut. Die Hemmstoffe, die sogenannten MAO-Hemmer (Abkürzung für Monoaminooxidase, Wirkstoffname Selegelin) sorgen dafür, dass sich dies etwas verzögert und das Dopamin etwas länger wirken kann. Auch hier treten Nebenwirkungen auf, und zwar Schlafstörungen und Unruhezustände. Auch dürfen nicht alle Lebensmittel zusammen mit dem MAO-Hemmer eingenommen werden. Ein Neurologe kann Auskunft geben, welche das sind.

Budipin Bei besonders schwerem Zittern wird auch noch der Wirkstoff Budipin eingesetzt, der eine ganze Reihe von Neurotransmittern beeinflusst. Budipin fördert die Dopaminbildung und hemmt die Wirkung des Glutamats. Leider hat es häufig heftige Nebenwirkungen wie Schwindel, Übelkeit und gelegentlich auch Herzrhythmusstörungen.

Natürliche Therapien

Die Dopaminbildung natürlich fördern

Die Dopaminproduktion können Sie auch auf natürliche Weise ankurbeln, und zwar über Tyrosin, Endorphine, Folsäure und Phenylethylamin.

Dopamin wird aus dem Eiweißbaustein Tyrosin gebildet. Was liegt also näher, als vermehrt tyrosinreiche Lebensmittel zu essen, um seine Bildung zu fördern? In der Tabelle finden Sie Lebensmittel mit einem hohen Gehalt von über 500 Milligramm.

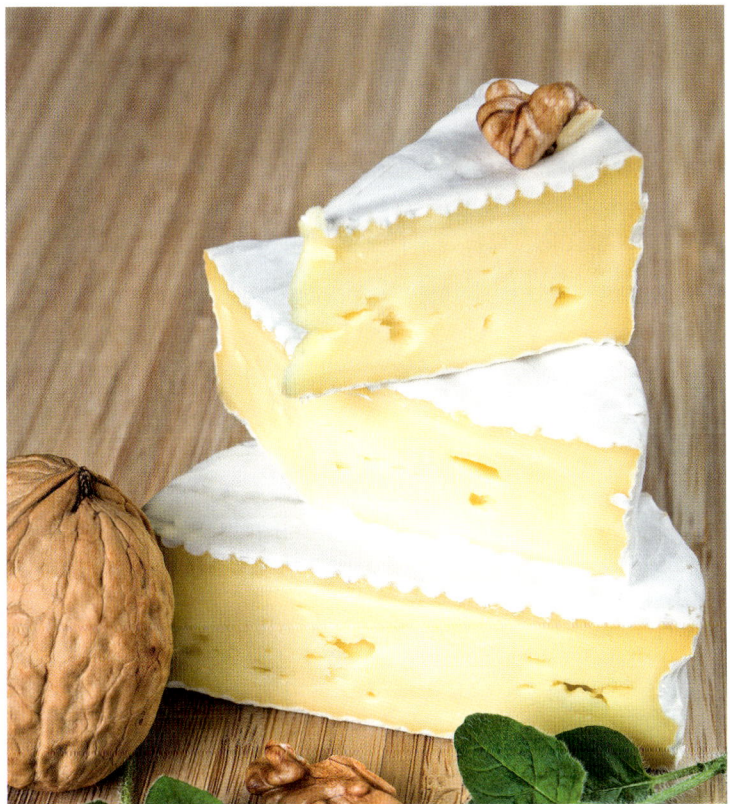

Camembert enthält viel Tyrosin, das die natürliche Dopaminproduktion anregt.

Tyrosinreiche Lebensmittel

!

Auch Kakao, Chili und Vollkorn-produkte pushen die Dopamin-produktion.

LEBENSMITTEL	TYROSIN in mg/100 g
Haferflocken	570
Hühnerei	590
Makrele	640
Walnüsse	640
Sonnenblumenkerne	650
Kichererbsen	660
Cashewkerne	680
Kabeljau	710
Brathuhn	760
Schweinefleisch (Hintereisbein)	780
Rindfleisch (Hochrippe)	790
Linsen	840
Rindfleisch (Lende)	860
Kalbfleisch (Muskelfleisch)	880
Erdnüsse	1190
Sojabohnen	1250
Brie	1270
Camembert	1310
Edamer	1330
Sojamehl	1450
Emmentaler	1699
Parmesan	1750

Endorphine können den Stoffwechsel von Dopamin beeinflussen, indem sie dessen Ausschüttung verstärken. Es sind ebenfalls Neurotransmitter, die auf dieselben Rezeptoren wirken wie Opioide (morphinartige Substanzen) und in ihrer schmerzstillenden Wirkung mit diesen vergleichbar sind. Normalerweise lösen UV-Licht und positive Erlebnisse wie Küssen ihre Ausschüttung aus. Außerdem werden sie beim Genuss bestimmter scharfer Gewürze, beispielsweise Chili, produziert.

Schließlich ist auch noch das B-Vitamin Folsäure an der Produktion von Dopamin beteiligt. Es ist unter anderem in Vollkornprodukten, grünem Blattgemüse und Nüssen enthalten.

Phenylethylamin (PEA) erhöht die Verfügbarkeit von Dopamin im Gehirn, indem es dessen Transportsysteme aktiviert. Es steigert den Antrieb, die geistige Aktivität sowie Aufmerksamkeit und hebt die Stimmung. Die Substanz wirkt anregend, jedoch nur sehr kurz, da sie relativ schnell wieder abgebaut wird. Sie ist fettlöslich, kann vollständig durch die Blut-Hirn-Schranke hindurch und hat im Gehirn einen eigenen Rezeptor, der auf sie reagiert. PEA ist vor allem in Kakao enthalten (Halbbitter- und Bitterschokolade liefern besonders viel davon) sowie in Bittermandelöl.

Meine Empfehlungen für eine gesunde Kost speziell für Demenzkranke finden Sie im Kapitel „Demenz natürlich behandeln" ab Seite 87.

Weitere natürliche Therapien, die den Krankheitsverlauf positiv beeinflussen

Alle Therapien, die Sie im Kapitel „Sanfte Therapien für Geist und Körper" (siehe Seite 76) finden, sind auch für Parkinson-Patienten mit demenziellen Symptomen geeignet. Insbesondere die Bewegungs-, Ergotherapie und Logopädie bieten den Betroffenen besondere Möglichkeiten. Aus diesem Grund werden sie hier speziell vorgestellt.

!

Besonders Bewegungs-, Ergotherapie und Logopädie sind gut geeignet.

Physio- und Bewegungstherapie

Soweit möglich, sollte sich der Betroffene regelmäßig bewegen, sei es allein oder auch im Rahmen einer Krankengymnastik. Gruppengymnastik, die für Patienten mit leichtem bis mittelschwerem Parkinson geeignet ist, wirkt der Tendenz entgegen, sich zu isolieren. Eine Begleitmusik dazu ist äußerst hilfreich. Die Patienten dürfen sich dabei anstrengen und sogar ins Schwitzen geraten. Soweit das Krankheitsbild es erlaubt, können sie auch weiterhin ihren bisherigen Sportarten wie Skilaufen, Tennis und Nordic Walking nachgehen.

Die Parkinson-Gesellschaft empfiehlt täglich Krankengymnastik, bei der der ganze Körper bewegt wird. Auch spezielle Behinderungen sollten gezielt krankengymnastisch behandelt werden. Die gelernten Übungen sollte der Patient dann zu Hause selbstständig fortführen. Bei schwer Parkinsonkranken ist eine Hilfestellung durch eine Fachkraft erforderlich.

Einzelgymnastik wird spätestens dann erforderlich, wenn spezielle Parkinson-Probleme wie Fluktuationen (Schwankungen der Beweglichkeit infolge von L-Dopa-Einnahme), Gleichgewichtsstörungen oder Freezing-Effekte (plötzliche sekunden- bis minutenlange Bewegungshemmung) auftreten. Es gibt auch ein spezielles Sturz- und Schwindeltraining sowie Übungen gegen die Freezing-Effekte. Auf einer Vibrationsplatte kann sogar eine Lockerung der versteiften Muskeln erreicht werden.

Patienten mit Fluktuationen dürfen die Übungen in den gut beweglichen Phasen der Krankheit nicht übertreiben, dies könnte einen vorzeitigen Beginn der unbeweglichen Phase auslösen. Für alle Bewegungen gilt: Die Betroffenen sollen sich im Anschluss an die Behandlung wohler fühlen, Überforderungen sind zu vermeiden. Bei der Zentralstelle der Parkinson-Vereinigung (siehe Anhang) können Sie eine spezielle Gymnastikfibel anfordern.

Ich empfehle außerdem therapeutisches Schwimmen. Dafür sind Wassertemperaturen zwischen 28 und 30 °C am besten geeignet. Damit lassen sich Koordination und Gleichgewicht für viele Stunden positiv beeinflussen. Ebenfalls günstig wirkt sich eine Kneipptherapie mit Wechselgüssen, entspannenden Bädern und Aquajogging aus.

Die Parkinson-Gesellschaft empfiehlt täglich Krankengymnastik, bei der der ganze Körper bewegt wird.

Computerspiele gegen Parkinson

Bremer Master-Studenten der Informatik entwickelten im Studiengang Digitale Medien gemeinsam mit einer Bremer Parkinson-Selbsthilfegruppe ein Computerspiel speziell für Parkinson-Patienten, das das Trainieren zu Hause fördern soll. Solche Spiele bezeichnet man in der Fachsprache auch als Serious Games (siehe Anhang). Noch sind sie nicht ganz zur Produktreife entwickelt, doch arbeiten das Technologie-Zentrum Informatik und Informationstechnik der Universität Bremen (TZI) und andere Partner stetig an der Weiterentwicklung. Die derzeitigen Prototypen, deren Benutzung allerdings noch etwas technisches Know-how erfordert, können unter http://dm.tzi.de/sg10 heruntergeladen werden. „Es werden Therapiespiele sein, die vor allem Spaß machen und die Konzentration auf das zu erreichende Ziel lenken. Die Spieler sollen möglichst die Bewegungsübung selbst kaum merken und eben nicht als Last empfinden", erläutert Prof. Dr. Rainer Malaka, Sprecher des TZI. Die ersten Vorführungen der Prototypen wurden von den Betroffenen sehr gut aufgenommen. Die Spiele sollen insbesondere die persönliche Betreuung durch Therapeuten ergänzen.

Ergotherapie

Während einer Ergotherapie können Parkinson-Betroffene die Verbesserung der gestörten Bewegungsabläufe trainieren. Ziel ist es, dass der Patient seine alltäglichen Aufgaben möglichst gut und selbstständig erfüllen kann. Geübt wird über ein Hirnleistungstraining alles, vom Schreiben über den Umgang mit Messer und Gabel bis hin zum richtigen Benutzen eines Schlüssels. Auch spezielle Hilfsmittel, die den Alltag erleichtern, wie Strumpfanzieher, Knöpfhilfen, Schreibgeräte, Essbesteck, Aufsperr- und Greifhilfen etc. werden von den Ergotherapeuten vorgestellt.

Logopädie

!

Sprechtraining ist wichtig, um lange mit anderen kommunizieren zu können.

Damit die Patienten lange Zeit in der Lage sind, mit anderen zu kommunizieren, ist eine frühzeitig einsetzende Behandlung der Stimm- und Sprechstörungen erforderlich. Dafür gibt es einen speziell für Parkinson-Patienten entwickelten Therapieansatz aus den USA – das Lee Silverman Voice Treatment (kurz LSVT). Speziell ausgebildete Therapeuten führen Einzelsitzungen durch, vorwiegend in den Parkinson-Fachkliniken, zunehmend aber auch im ambulanten Bereich. Adressen von Therapeuten in Ihrer Nähe erhalten Sie bei der Parkinson-Vereinigung (siehe Anhang).

Neben Mimik-, Atem-, Stimm- und Sprechübungen, die einzeln oder in der Gruppe durchgeführt werden, bieten Logopäden auch die Behandlung von Schluckstörungen an. Der Logopäde übt mit dem Parkinson-Kranken ein, wie er den Löffel zum Mund führt und bewusst schluckt. Auch hilfreiche Tricks wie das Andicken der Speisen mit Apfelmus, Gelatine oder speziellen Industrieprodukten können dort erlernt werden. Wird im späten Krankheitsstadium eine Sonde gelegt, sollte es dem Patienten zusätzlich möglich sein, ausgewählte Kost und Flüssigkeit über den Mund zu sich zu nehmen.

In der Ergotherapie werden auch alltägliche Aufgaben wie die Benutzung von Besteck trainiert.

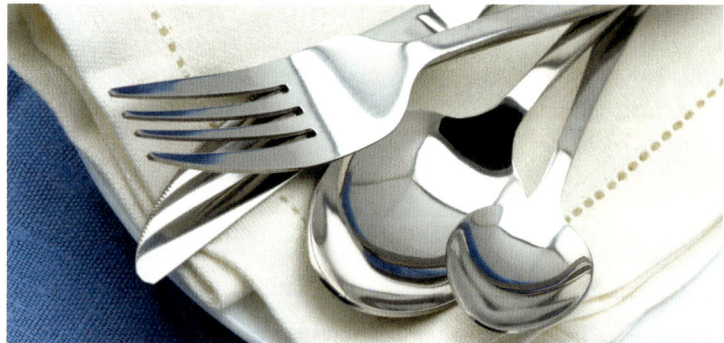

Gestörte Durchblutung: Die vaskulären Demenzen

Die optimale Leistungsfähigkeit unseres Gehirns hängt von einer guten Durchblutung und der Zufuhr von Sauerstoff und wichtigen Nährstoffen ab. 80 Kilometer Blutgefäße haben wir im Gehirn. An einem Tag strömen 75 Liter Sauerstoff und 1200 Liter Blut durch unser Gehirn. Dies entspricht etwa dem zehnfachen Blutdurchfluss von Muskelgewebe.

Durchblutungsstörungen im Gehirn führen nicht nur zu einem Hirninfarkt, sie verursachen auch die vaskuläre oder gefäßbedingte Demenz. Sie ist neben Alzheimer die wichtigste Form der Demenz. Ein erhöhtes Risiko, daran zu erkranken, haben Menschen, die unter einem unregelmäßigen Herzrhythmus (vor allem Vorhofflimmern) leiden oder deren Blutdruck dauerhaft erhöht ist, sowie Personen, deren Blutgefäße verengt sind (Arteriosklerose). Bei etwa einem Drittel der Betroffenen entwickelt sich eine vaskuläre Demenz infolge eines Schlaganfalls. Ursache ist hier also nicht der Abbau von Nervenzellen, sondern eine unzureichende Blut- beziehungsweise Sauerstoffversorgung des Gehirns.

!

Durch das gesunde Gehirn strömen pro Tag 75 Liter Sauerstoff und 1200 Liter Blut.

Ursachen und Symptome

Grundsätzlich unterscheiden sich die Symptome nicht von denjenigen der Alzheimerkrankheit:

- nachlassende geistige Leistungsfähigkeit
- Depressionen
- Sprach- und Konzentrationsstörungen
- nachlassende kognitive Fähigkeiten

Auch hier kommt es zu Einbußen der geistigen Leistungsfähigkeit und häufig auch zu Depressionen. Letztere können nach einem Schlaganfall zuerst im Vordergrund stehen, während die

Gedächtnisleistungen anfangs besser sein können als bei Alzheimer. Häufig äußert sich die Krankheit in Sprachstörungen. Der Sprechfluss ist gestört, der Patient hat Probleme mit Aufmerksamkeit und Konzentration. Auch komplexe Leistungen wie Planen, Organisieren oder das gleichzeitige Ausführen von zwei Aufgaben werden problematisch. Diese Symptome können plötzlich oder erst allmählich auftreten. In den meisten Fällen bemerkt man zuerst einen Verlust des Kurzzeitgedächtnisses. Da oft weitere kleine Schlaganfälle auftreten, gehen dadurch zusätzliche Gehirnfunktionen verloren. Dies führt zu einer stufenweisen Verschlechterung, manchmal unterbrochen von Phasen, in denen sich der Zustand kurzfristig verbessert. Im Unterschied zu Alzheimer nehmen die Betroffenen ihre Demenz sehr stark wahr.

!

Bei Mischformen sind meistens Veränderungen der Hirngefäße nachzuweisen.

Demenz-Mischformen

Nahezu ebenso häufig wie die vaskuläre Demenz treten sogenannte Mischformen auf. In der Regel zeigen sie ähnliche Symptome wie die von Alzheimer beschriebenen Krankheitsbilder, doch sind meistens auch Veränderungen der Hirngefäße nachzuweisen. Bei diesen Betroffenen treten also Alzheimer- und gefäßbedingte Demenz kombiniert auf.

Dazu gibt es eine eindrucksvolle Studie aus England. Sie wurde mit 18.000 Teilnehmern durchgeführt, bei denen die geistige Leistungsfähigkeit ab 65 Jahren bis zum Tod verfolgt wurde. Man fand heraus, dass bei den meisten alten Menschen, die dement werden, eine Mischform zwischen Alzheimer-Erkrankung und Durchblutungsstörungen oder Mikroinfarkten (zum Beispiel infolge von Bluthochdruck) im Gehirn vorlag.

Ein Arzt hat nun die schwierige Aufgabe, die Mischformen voneinander zu trennen, denn je nach Befund müssen andere Medikamente und Behandlungspläne erstellt werden.

Risikofaktoren
Vielfältige Faktoren können sich auf das Risiko auswirken, eine vaskuläre Demenz zu bekommen. Einige davon können Sie direkt beeinflussen – und sollten es auch tun. Wie bei Schlaganfällen auch erhöht sich das Risiko:

!

Einige Risikofaktoren können Sie direkt beeinflussen.

- um das Ein- bis Zweifache durch Rauchen, Übergewicht und Fettstoffwechselstörungen
- um das Zwei- bis Dreifache durch chronischen Alkoholmissbrauch und Diabetes mellitus
- um das Zwei- bis Vierfache durch koronare Herzerkrankungen
- um das Vier- bis Fünffache durch Bluthochdruck
- um das 6- bis 18-Fache durch Herzrhythmusstörungen

Kommt dann noch Bewegungsmangel hinzu, sollten spätestens Ihre Alarmlampen aufleuchten. Aber auch ein Mangel an Vitamin B_{12} und Folsäure sowie eine Tablettensucht erhöhen das Risiko.

Wie können Ärzte die Krankheit behandeln?
Durchblutungsstörungen oder aufeinanderfolgende kleine Schlaganfälle führen bei der vaskulären Demenz zu einer allmählichen Einschränkung der Hirnfunktion. Eine Heilung gibt es bis dato nicht. Durch Medikamente kann man lediglich versuchen, den geistigen Abbau zu verlangsamen. Zum Einsatz kommen in der Regel Acetylcholinesterase-Hemmer (siehe Seite 34). Die Medikamente muss man jeweils ein halbes Jahr lang austesten. Kürzere Zeitintervalle sind hier nicht sinnvoll, da man erst nach diesem Zeitraum definitiv sagen kann, ob die Arznei hilft. Ist bis zu diesem Zeitpunkt keine Wirkung eingetreten, sollte man die Einnahme stoppen. Außerdem wird der Arzt natürlich die Durchblutungsstörungen therapieren und je nach Bedarf Medikamente gegen Bluthochdruck, Herzrhythmusstörungen und Arteriosklerose verordnen. Er wird versuchen, den Blutdruck, die Blutzu-

cker- sowie die Blutfettwerte vorteilhaft einzustellen und die Gerinnungsfähigkeit des Blutes herabzusetzen. Gelingt es auf diese Weise, weitere Gefäßschäden oder Schlaganfälle zu vermeiden, so ist das Fortschreiten der Demenz erst einmal gestoppt.

Natürliche Therapien

Das Risiko senken

Leider sind durch Durchblutungsstörungen entstandene Demenzformen nicht heilbar. Sie können jedoch selbst einiges tun, um Ihre Risikofaktoren für Gefäßleiden zu reduzieren.

> **!**
>
> Vorbeugen ist besser als Heilen. Verzichten Sie auf Nikotin und zu viel Alkohol, specken Sie ab und bewegen Sie sich mehr.

Im Grunde beugen alle Maßnahmen, die man zur Prävention von Herz-Kreislauf-Erkrankungen anwendet, auch den vaskulären Demenzen vor. Auch wenn Sie bereits einen Schlaganfall, Herzinfarkt etc. hatten, sollten Sie diese Maßnahmen anwenden, da weitere Probleme vorprogrammiert sind, wenn Sie zum Beispiel eine fett- und zuckerreiche Ernährung beibehalten. Ähnliches gilt für das Rauchen. Da Nikotin das Risiko für diese Demenzform fördert, sollten Sie wirklich alles tun, um sich dieses Laster abzugewöhnen.

Last but not least: Bewegung ist wichtig! Sie müssen nicht mit Bungeejumping anfangen, geeignet sind Ausdauersportarten wie Nordic Walking, Schwimmen oder Radfahren. Im Idealfall trainiert man mindestens dreimal pro Woche eine halbe Stunde. Das senkt nicht nur das Demenzrisiko, sondern macht von Mal zu Mal mehr Spaß.

Das Richtige essen

> **!**
>
> Mit einer gesunden Ernährung kann die Durchblutung gefördert werden.

Auch mit einer gesunden Ernährung, die die Durchblutung fördert, kann man viel tun, um einer vaskulären Demenz vorzubeugen oder ihren Verlauf zu verlangsamen. Die Kost muss unbedingt fettarm sein und einen hohen Anteil an ungesättigten Fettsäuren, den sogenannten Omega-3-Fettsäuren haben. Reich an

Omega-3-Fettsäuren ist vor allem Fisch (siehe Tabelle). Essen Sie regelmäßig mindestens ein- bis zweimal in der Woche eine Fischmahlzeit. Wertvolle pflanzliche Alternativen sind Lein- und Rapsöl. Achten Sie außerdem darauf, dass Sie sich mit vielen Vitaminen versorgen, vor allem Vitamin B_{12} und Folsäure.

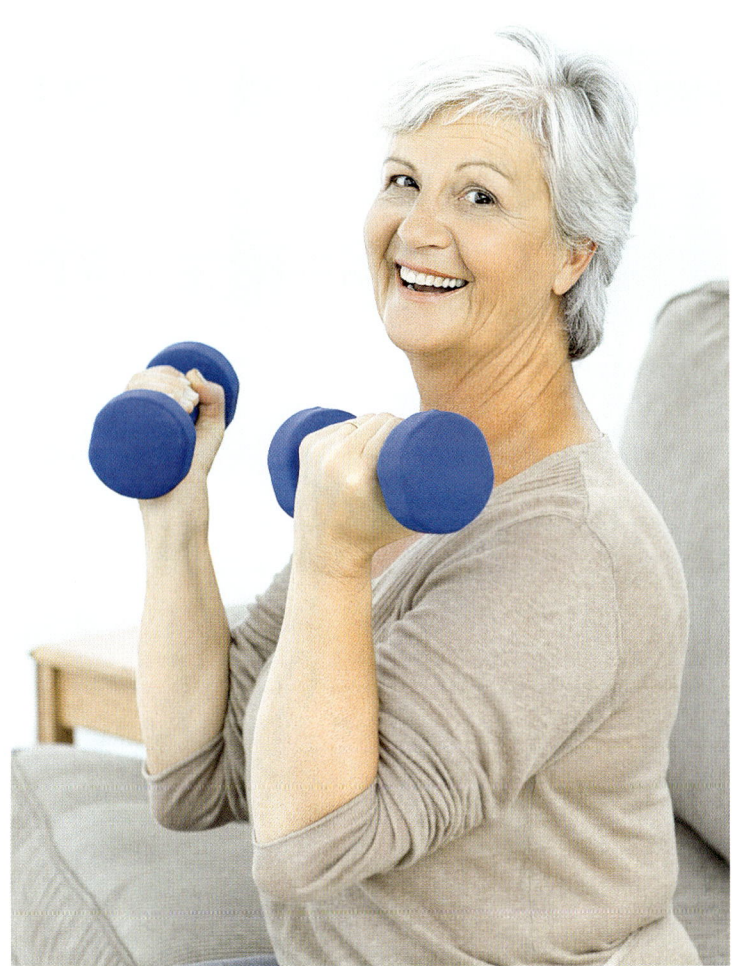

Neben gesunder Ernährung ist regelmäßige Bewegung ein geeignetes Mittel, vaskulärer Demenz vorzubeugen.

Fische und ihr Gehalt an Omega-3-Fettsäuren

FISCHE UND FISCHPRODUKTE	EIKOSAPENTAENSÄURE [mg/100 g]	ALPHA-LINOLEN-SÄURE [mg/100 g]
Lachsöl-Konzentrat	33.000	
Lebertran	20.000	
Hering (Atlantik)	2040	100
Bismarckhering	1830	100
Salzhering	1760	100
Europäische Sardellen	1700	
Wildlachs	1400	
Thunfisch	1380	200
Sardinen in Öl	1200	200
Makrele (geräuchert)	1020	200
Zuchtlachs	750	400
Hering (Ostsee)	740	200
Makrele	630	300
Steinbutt	600	
Sardinen	580	
Schwarzer Heilbutt, geräuchert	450	100
Kabeljau	300	
Aal	260	700
Rotbarsch (Goldbarsch)	260	100
Scholle	250	
Heilbutt (schwarz)	250	
Seehecht (Europa)	240	
Karpfen	190	200

FISCHE UND FISCHPRODUKTE	EIKOSAPENTAENSÄURE [mg/100 g]	ALPHA-LINOLEN-SÄURE [mg/100 g]
Forelle	140	
Heilbutt (weiß)	140	

Seelachs, Zander, Kabeljau (Dorsch), Schellfisch, Flunder, Flusskrebs und Seezunge enthalten nur maximal 100 mg Omega-3-Fettsäuren pro 100 g Fisch.

Meine Empfehlungen für eine gesunde Kost speziell für Demenzkranke finden Sie im Kapitel „Demenz natürlich behandeln" ab Seite 87.

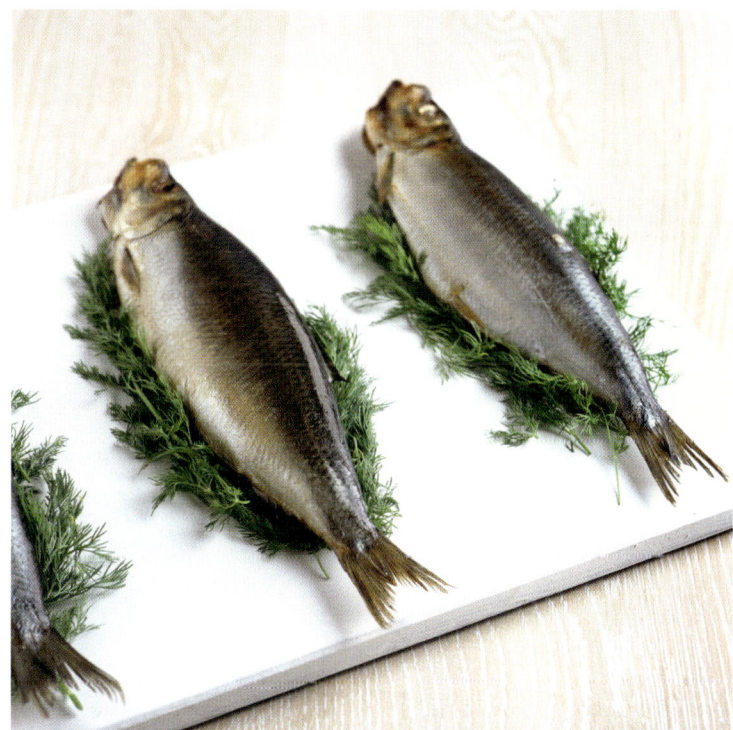

Fisch sollte am besten zweimal pro Woche auf Ihrem Speiseplan stehen.

Im Schlepptau anderer Krankheiten: Die sekundären Demenzen

Sekundäre Demenzen haben ihre Ursache in anderen Grunderkrankungen, etwa Stoffwechselerkrankungen wie Diabetes mellitus und Schilddrüsenunterfunktion oder auch Krebs. Sie lassen sich unter Umständen problemlos heilen, wenn eine Behandlung der Grunderkrankung möglich ist und konsequent durchgeführt wird.

Alkoholmissbrauch

> **!**
>
> Zu viel Alkohol führt zu einem schnell fortschreitenden Nachlassen der Gehirntätigkeit.

Trinkt man über Jahre hinweg zu viel Alkohol, ist also davon abhängig, so führt dies in der Regel nicht nur zu schwerwiegenden Erkrankungen, die alle Organe und Funktionen des Körpers einschließlich das Gehirn betreffen können. Auf lange Sicht entsteht durch diesen Alkoholmissbrauch auch eine sogenannte Alkohol-Enzephalopathie, also eine Gehirnerkrankung, die durch Alkohol verursacht ist. Damit verbunden ist ein massives und schnell fortschreitendes Nachlassen der Gehirntätigkeit. Dies äußert sich in Störungen der Aufmerksamkeit, des Gedächtnisses und Denkvermögens sowie der räumlichen Orientierung, die dem Erscheinungsbild von Alzheimer ähnlich sind. Ist die Schädigung des Gehirns nicht bereits zu weit fortgeschritten, ist sie heilbar, wenn man konsequent auf Alkohol verzichtet.

Alkoholmissbrauch und das Wernicke-Korsakow-Syndrom

Durch den jahrelangen chronischen Alkoholmissbrauch stellt sich in der Regel auch ein Vitamin-B_1-Mangel ein. Das bedeutet im akuten Stadium Verwirrtheitszustände ähnlich einer Alzheimer-Erkrankung mit Bewegungsstörungen der Augen und der Muskulatur. Erhält der Betroffene Vitamin B_1, damit sich der Mangel zurückbilden kann, ist es möglich, dass sich auch die Demenzsymptome nahezu vollständig zurückbilden. Dies kann man unterstützen, indem man bevorzugt Lebensmittel isst, die viel Vitamin B_1 enthalten (siehe Abbildung). Die Abstinenz von der Flasche gehört natürlich auch dazu.

Den üblichen Tagesbedarf von etwa 1,2 mg Vitamin B_1 erhalten Sie mit folgenden Lebensmitteln:

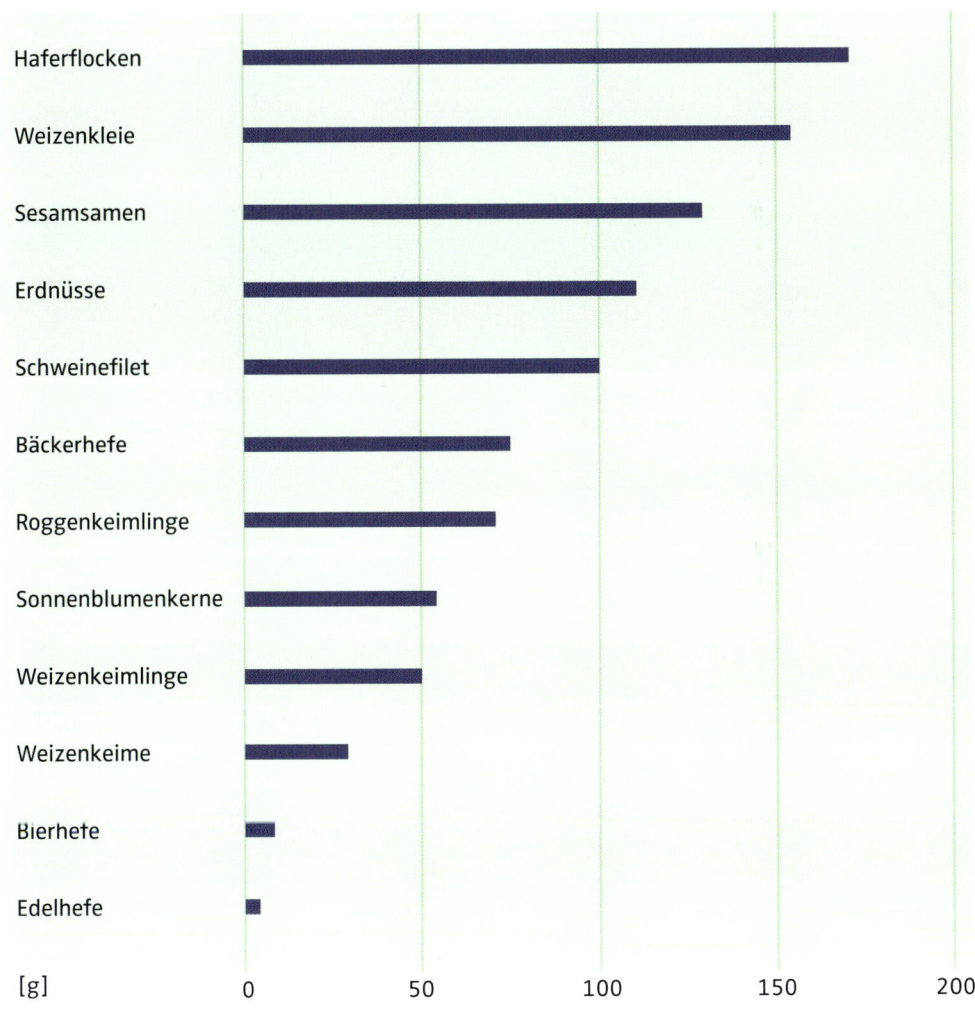

Diabetes mellitus

!

Ein schlecht
eingestellter
Diabetes führt zur
„Verkalkung".

Ein nicht korrekt eingestellter Diabetes kann durchaus Persön-
lichkeits-, Verhaltens- und Gedächtnisstörungen nach sich ziehen. Beeinträchtigungen des Zuckerstoffwechsels führen nicht
nur zur Ausbildung einer vaskulären Demenz, sie beeinflussen
den Fettstoffwechsel und führen zur „Verkalkung", wie man im
Volksmund sagt. Das bedeutet, dass sich in den Blutgefäßen sogenannte Plaques aus Fett und Kalk ablagern, die weit ins Innere
der Gefäße ragen. Dies behindert den Blutfluss, zudem lagern
sich aus der roten Körperflüssigkeit zusätzlich die Blutplättchen
ein, wodurch ein Blutgefäß schließlich komplett verschlossen
werden kann. Es entsteht ein Blutgerinnsel, das sich ablösen und
ins Gehirn transportiert werden kann, wo es kleinste Gefäße ver-
stopft: Ein Hirninfarkt ist die Folge.

Aber nicht nur zu hohe Zuckerwerte sind gefährlich: Dr. Rachel A. Whitmer von der Versicherung Kaiser Permanente in
Oakland, Kalifornien, untersuchte 22 Jahre lang mehr als 16.000
Patienten. Sie stellte fest, dass schwerer Unterzucker (Hypoglykä-
mie) – verbunden mit einer Kliniktherapie – die Demenzrate um
26 Prozent erhöht. Kommt es zweimal zu einem schweren Unterzucker, erhöht das die Rate um 80 Prozent und drei Episoden sogar um 100 Prozent. Das bedeutet: Diabetes muss richtig eingestellt sein und regelmäßig überprüft werden, dann ist auch eine
dadurch verursachte Demenz vermeidbar. Falls sie doch entstanden ist, ist sie bei rechtzeitigem Eingreifen heilbar.

Schilddrüsenunterfunktion

Funktioniert die Schilddrüse infolge eines spezifischen Hormon-
mangels nicht richtig, nimmt die geistige Leistungsfähigkeit
langsam ab. Ein Arzt kann sich bei älteren Leuten schwertun, die
Unterfunktion zu diagnostizieren, da die Beschwerden zu Beginn
unspezifisch sind. Die Patienten werden zunehmend langsamer
in allen Denkaufgaben wie Aufmerksamkeit, Gedächtnis und

Sprache. Dazu können Persönlichkeitsveränderungen und akute Unruhezustände kommen. Behandelt man die Unterfunktion mithilfe von Schilddrüsenhormonen, die den Mangel ausgleichen, kann diese Demenzform geheilt werden.

Vitamin-B$_{12}$-Mangel

Damit unser Nervensystem gut funktioniert, sind insbesondere die Vitamine B$_1$ und B$_{12}$ wichtig. Ein Mangel an Letzterem kann zum Beispiel durch eine streng vegane Ernährung oder eine Unterernährung aus anderen Gründen entstehen. Da dieses Vitamin das einzige wasserlösliche Vitamin ist, das über einen langen Zeitraum gespeichert wird, erkennt man ein Defizit oft nur schwer.

Ein Vitamin-B$_{12}$-Mangel kann aber auch dadurch entstehen, dass die Aufnahme im Dünndarm gestört ist. Das ist bei Problemen mit dem sogenannten Intrinsic Factor möglich, der bei gesunden Personen in der Magenschleimhaut gebildet wird. Ist dies aufgrund einer Magenentfernung, etwa infolge eines Tumors, oder einer chronischen Magenschleimhautentzündung, gestört beziehungsweise unmöglich, kann das Vitamin nicht mehr aus der Nahrung aufgenommen werden. Insbesondere ältere Menschen leiden oft unter einem Vitamin-B$_{12}$-Mangel, der durch manche Medikamente begünstigt wird.

Zu Beginn erkennt man einen Mangel an Brennen und Rötungen der Zungenschleimhaut, dann kommen Missempfindungen vor allem in den Beinen hinzu. Später entstehen Blutbildveränderungen, die vom Arzt relativ leicht erkannt werden können. Wird der Mangel dann immer noch nicht beseitigt, kommt es zu stärkeren Störungen der Sensibilität und der feinen Bewegungsabläufe, schließlich zur Demenz, die einer Alzheimer-Erkrankung ähnelt. Zu diesem Zeitpunkt ist der Mangel noch heilbar, doch ist Eile geboten. Andernfalls treten zusätzlich noch Lähmungserscheinungen wie bei einer Multiplen Sklerose auf, die dann nicht

!

Insbesondere ältere Menschen leiden oft unter einem Vitamin-B$_{12}$-Mangel.

mehr zu kurieren sind. Liegt der Mangel an einem Defizit des Intrinsic Factors, so muss das Vitamin in regelmäßigen Abständen intramuskulär gespritzt werden. Dann verschwinden die Symptome wieder.

Eine interessante Studie
107 gesunde Versuchsteilnehmer zwischen 61 und 87 Jahren wurden fünf Jahre lang von der Universität Oxford beobachtet. Dabei zeigte sich, dass diejenigen Probanden, die unter einem Vitamin-B$_{12}$-Mangel litten, nach Ablauf der fünf Jahre sechsmal häufiger eine Schrumpfung des Gehirns aufwiesen als die anderen Teilnehmer.

Wilsonsche Krankheit

Kupfer ist ein Spurenelement, das wir in geringen Mengen für einige Stoffwechselvorgänge benötigen. Kupferionen werden in der Leber gespeichert und von dort an das Blut abgegeben. Sie können nur in geringen Konzentrationen mit dem Urin ausgeschieden werden und reichern sich bei der erblich bedingten Wilsonschen Krankheit im Organismus an. Die Folge sind verschiedene Nervenerkrankungen wie Sprach- und Schreibstörungen, Zittern der Gliedmaßen und Bewegungsstörungen, aber auch Persönlichkeitsveränderungen, Depressionen und zunehmende Beeinträchtigungen der geistigen Leistungsfähigkeit.

Hier kann nur der Arzt helfen. Mit bestimmten Medikamenten kann er zumindest teilweise eine Rückbildung der Symptome bewirken. Da die Erkrankung erblich ist, sollte man auf eine entsprechende Familienanamnese Wert legen, das heißt: man muss seine und die Symptome bei Verwandten genau schildern. Bei einer medizinischen Untersuchung sollte der Arzt unbedingt auf Anzeichen einer Kupferablagerung im Organismus achten.

!
Medikamente bewirken eine teilweise Rückbildung der Symptome.

Altershirndruck

Unter den heilbaren Demenzerkrankungen nimmt der Altershirndruck, auch Normaldruckhydrozephalus genannt, einen großen Raum ein. Man geht von etwa 2,5 Prozent aller Demenzfälle aus.

Bei dieser Krankheit sammelt sich Nervenwasser in den vier Hirnkammern an. Die Kammern stehen mit der äußeren Hülle des Zentralnervensystems in Verbindung. In diesem Hohlraumsystem wird Nervenwasser gebildet und in der Regel auch wieder aufgenommen. Mit zunehmendem Lebensalter ist es jedoch im Einzelfall möglich, dass das Wasser nicht mehr abfließen kann und die gefüllten Hohlräume auf die Gehirnmasse drücken. Die Symptome sind ähnlich wie bei Alzheimer. Gleichzeitig treten fast immer Gangstörungen und Inkontinenz auf. Obwohl die Krankheit mit den modernen bildgebenden Verfahren häufig gut zu erkennen ist, wird sie leider oft viel zu spät richtig diagnostiziert. Dies ist fatal, denn besonders in den Anfangsstadien ist diese Demenz gut zu behandeln.

> **!**
> Altershirndruck wird oft mit Alzheimer verwechselt und viel zu spät richtig diagnostiziert.

Krebs

Bei dieser Demenzform werden die Beschwerden durch Tumorerkrankungen wie einem Hirntumor ausgelöst. Auch hier sind bildgebende Verfahren zur Diagnose gefragt: So muss man sehr genau feststellen, ob es sich um einen Tumor handelt, und vor allem herausfinden, wo er wächst. Handelt es sich tatsächlich um Krebs, wird das Gewebe unter der Schädeldecke zusammengedrückt, wodurch Beeinträchtigungen der Gehirnleistungen entstehen. Auch bei gutartigen, langsam wachsenden Geschwülsten können bei entsprechender Lage – wie zum Beispiel im Stirn- und Schläfenhirnbereich – demenzielle Symptome und Krankheitsbilder auftreten. Sofern das Tumorgewebe entfernt oder erfolgreich durch Chemo- oder Strahlentherapie behandelt werden kann, besteht Aussicht auf Heilung.

Unfälle und Schädelhirntraumen

Nach schweren Hirnverletzungen, die man im Fachausdruck als Traumen bezeichnet und die beispielsweise bei Verkehrsunfällen oder Profiboxern auftreten können, kann es zu geistigen Leistungsstörungen von leichter Vergesslichkeit und Konzentrationsschwäche bis hin zu schwersten Demenzformen kommen. Hirnblutungen können dies ebenfalls verursachen. Auch hier ist es wichtig zu wissen, wo und in welchem Lebensalter diese Verletzungen auftreten. Ist der Patient bereits alt, sind die Behandlungsmöglichkeiten leider sehr eingeschränkt und man muss mit dauerhaften Schäden rechnen.

Folgen von Medikamenten und Zusatzstoffen

!

Auch scheinbar harmlose Medikamente können die geistigen Fähigkeiten mindern.

Manche Medikamente können als Nebenwirkung zu Störungen der geistigen Leistungsfähigkeit im Sinne einer Demenz führen. Das gilt etwa für Arzneimittel, die zu einem Mangel des Botenstoffs Acetylcholin führen. Die Stiftung Warentest nennt folgende Präparate, die Demenzsymptome hervorrufen können:

- bestimmte ältere Antidepressiva (trizyklische Antidepressiva wie Amitriptylin)
- müde machende Antihistaminika wie Diphenhydramin oder Doxylamin (diese Wirkstoffe kommen sogar als nicht rezeptpflichtige Schlafmittel zum Einsatz!)
- Medikamente, die Störungen des vegetativen Nervensystems, wie eine Blasenschwäche, bessern sollen
- blutdrucksenkende Medikamente
- Medikamente, die Angst und Spannungen lösen
- bestimmte Hustenmittel
- bestimmte Antibiotika

Ergänzend führt die Stiftung auf, dass auch Schmerzmittel, krampflösende Medikamente, Herz- und Magenmedikamente sowie Mittel gegen Asthma zum Teil einen Einfluss auf die Konzentration des Neurotransmitters Acetylcholin haben, der bei Demenz eine so wichtige Rolle spielt (mehr dazu im Kapitel „Demenz vom Alzheimer-Typ" auf Seite 24). Vor allem in hohen Konzentrationen führen auch bestimmte Psychopharmaka aus der Gruppe der Benzodiazepine und der Epilepsiemedikamente im Rahmen einer Langzeitbehandlung zu Störungen des Gedächtnisses, der Konzentrationsfähigkeit und der Aufmerksamkeit. Die Autoren des Berichtes beklagen, dass diese – in der Kurzzeitbehandlung immer wieder hilfreichen Medikamente – bei älteren Menschen häufig zu lange und zu hoch dosiert gegeben werden. Hier hilft nur, diese Mittel langsam abzusetzen und den weiteren Verlauf der Demenz zu beobachten, um festzustellen, ob es sich tatsächlich um eine Nebenwirkung des Arzneimittels handelt. Das ist auch der Grund, warum ein Arzt vor jeder Untersuchung nach den eingenommenen Medikamenten fragen sollte.

Aber nicht nur Medikamente können die Gesundheit des Gehirns beeinträchtigen. So steht der Lebensmittelzusatzstoff Aluminium (E 173) in Verdacht, Alzheimer oder Parkinson zu fördern. Er wird unter anderem durch Zitronensäure ins Gehirn transportiert. Trinkt man zitronensäurehaltige Getränke wie Cola oder Eistee aus Aluminiumdosen, so gelangt das Metall unter Umständen ins Gehirn. Auch der Geschmacksverstärker Glutamat und der künstliche Süßstoff Aspartam stehen in Verdacht, ebenfalls für den Transport von Aluminium ins Gehirn zu sorgen.

Der Geschmacksverstärker Glutamat kommt in würzigen Produkten vor wie Chips, Würzsaucen, Brühwürfeln, Tütensuppen, Pizza und anderen Fertiggerichten. In der Zutatenliste ist Glutamat als „Geschmacksverstärker Mononatriumglutamat" aufgeführt, es kann sich aber auch hinter „E 620–625", „Aroma" und „Würze" verbergen. In Hefeextrakt, reifen Tomaten, Fleischprodukten, Sojasoße oder Käse kommt der isolierte Eiweißbaustein auch natürlich vor. Im Eiweiß von Quark und Getreidekörnern ist der Anteil besonders hoch.

!

Bestimmte Lebensmittelzusatzstoffe stehen im Verdacht, Demenz zu fördern.

In dem Buch „Die Ernährungslüge: Wie uns die Lebensmittel-industrie um den Verstand bringt" von Hans-Ulrich Grimm macht der Autor auch die moderne Lebensmittelindustrie mit ihren Aromastoffen und chemischen Zusätzen für Erkrankungen des Gehirns verantwortlich. Er schreibt, dass Krankheiten wie Alzheimer und Parkinson auch dadurch entstehen können, dass sich Schwermetalle im Gehirn ablagern. Zusatzstoffe wie beispielsweise Glutamat irritieren den Organismus, da diese Stoffe teilweise auch natürlich im Körper vorkommen. Werden sie dann zusätzlich mit der Nahrung aufgenommen, schießen sie quasi über das Ziel hinaus. Untersuchungen zeigten, dass Glutamat sowie die Zusatzstoffe E 173, E 520, E 521, E 522, E 523, E 541 an der Entstehung von Alzheimer beteiligt sein könnten.

Man geht davon aus, dass Glutamat beim gesunden Menschen keine Folgen hat, jedoch bei einer Störung des Gehirnstoffwechsels eine Schädigung denkbar ist. Allerdings ist diese Vermutung noch nicht durch Studien bestätigt. Dennoch ist es sicher gut, auf den Zusatzstoff zu verzichten. Dies gelingt am besten, indem man Gerichte aus frischen, möglichst Biozutaten selbst kocht und schon in jungen Jahren auf eine ausgewogene Kost achtet.

> **!**
> Wenn Sie selber aus frischen Zutaten kochen und auf Ausgewogenheit achten, sind Sie auf der sicheren Seite.

Infektionen und Entzündungen des Gehirns

Zu entzündlichen Prozessen im Gehirn kann es in jedem Lebensalter kommen. Dabei handelt es sich vor allem um virale oder bakterielle Infekte sowie die sogenannten Autoimmunerkrankungen. Letztere sind nur sehr bedingt heilbar.

Gehirnentzündungen (Enzephalitis) und Gehirnhautentzündungen (Meningitis) werden durch Viren oder Pilze verursacht, etwa durch Eiterbakterien, die von einer Ohr- oder Nasennebenhöhlenentzündung stammen. Auch Infekte von Herpesviren im Gehirn führen möglicherweise zu dauerhaften Einbußen der geistigen Leistungsfähigkeit – von leichten Störungen bis hin zu schweren Demenz-Symptomen. Aids kann ebenfalls die Denk-zentrale beeinträchtigen und selbst die Geschlechtskrankheit Syphilis kann im späteren Stadium zu Demenz führen, wenn dies auch aufgrund der Antibiotika selten geworden ist.

Multiple Sklerose kann als Autoimmunkrankheit eine mögliche Ursache einer Demenz sein. So gibt es spezielle Formen, die ausschließlich mit Beeinträchtigungen der geistigen Fähigkeiten beginnen. Leider sind auch in späteren Stadien der Erkrankung Demenz-Symptome nicht selten. Für den Nachweis dieser Erkrankung ist neben neurologischen Tests meist auch eine Untersuchung des Nervenwassers – die sogenannte Lumbalpunktion – erforderlich.

Depression

Depressionen können Störungen der Konzentrations- und Merkfähigkeit, der Gedächtnisfunktionen, der Aufmerksamkeit sowie des Denkens zur Folge haben. Leider wird das oft fälschlich als altersbedingte Abbauprozesse oder erste Zeichen einer Alzheimerkrankheit interpretiert. Die Konsequenz ist, dass man eine heilbare Depression nicht adäquat behandelt.

Weitere Auslöser von Demenzsymptomen

Neben den erwähnten Krankheiten können auch erhöhte oder erniedrigte Natriumwerte und zu hohe Kalziumkonzentrationen im Blut mit den Folgeerkrankungen Nieren- und Leberversagen Demenzsymptome auslösen. Schließlich kommen auch Umweltgifte wie größere Mengen von Blei, Mangan, Quecksilber, Arsen und Lösungsmittel als Verursacher infrage.

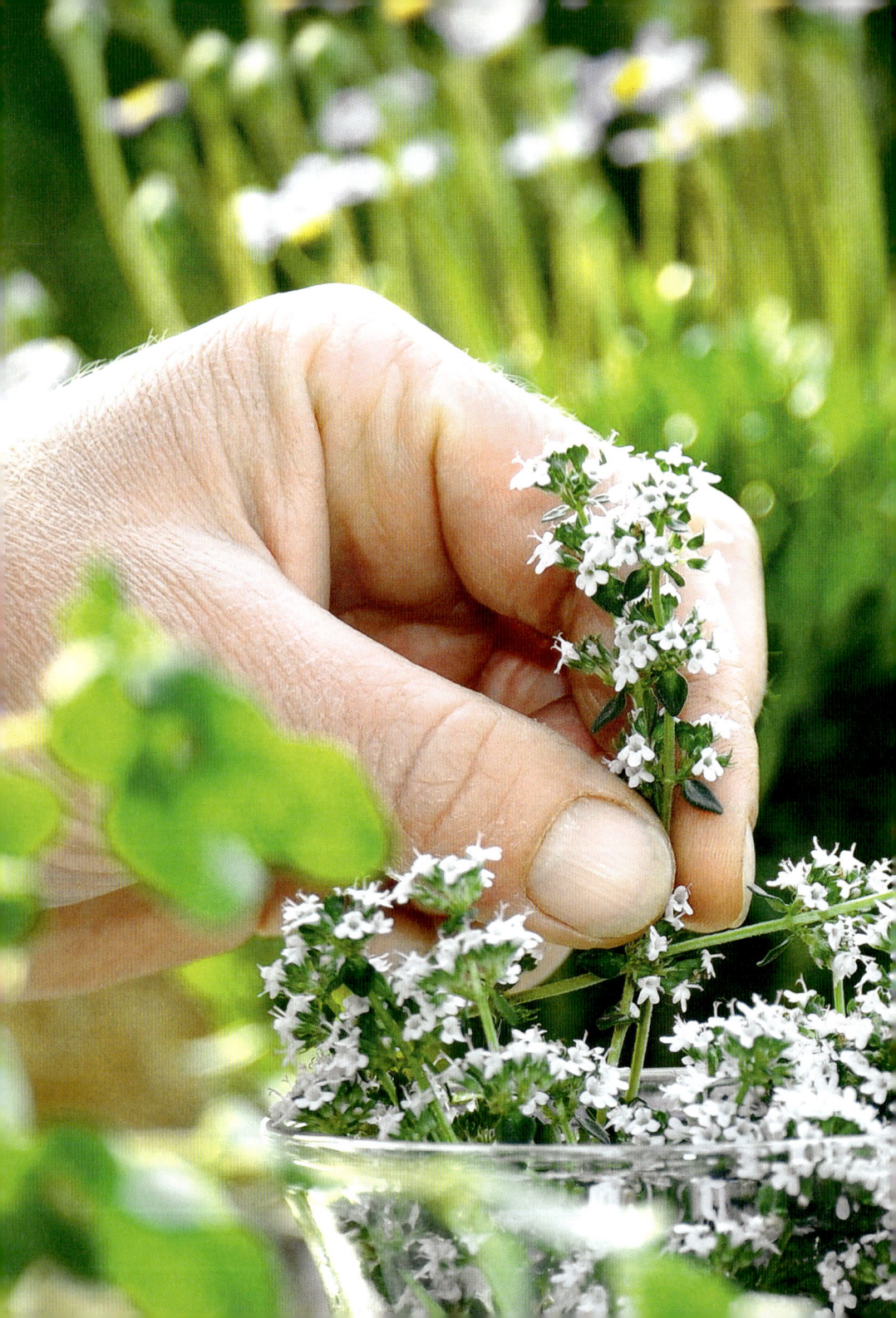

DEMENZ NATÜRLICH BEHANDELN

Ganz klar: Wenn Sie oder ein Angehöriger an Demenz leiden, muss diese mit Medikamenten behandelt werden. Daneben gibt es aber zahlreiche weitere Therapien, die Geist und Körper auf sanfte, natürliche Weise stärken können. Auch die richtige Ernährung und Heilpflanzen aus unseren Breiten oder dem Regenwald können sich positiv auf den Krankheitsverlauf auswirken. Entdecken Sie in diesem Kapitel, wie viel Sie selbst tun können!

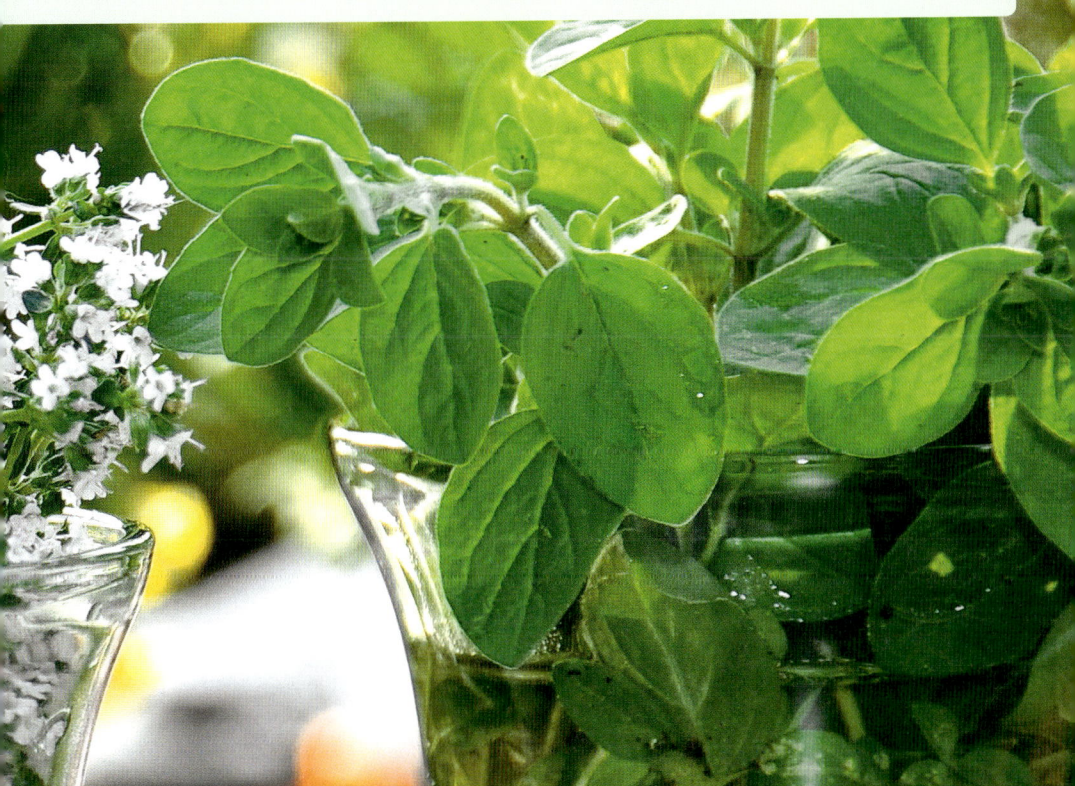

Sanfte Therapien für Geist und Körper

Es gibt eine Reihe von Möglichkeiten der nicht medikamentösen Behandlung von Demenz. Welche davon im Einzelfall am ehesten geeignet ist, sollten Arzt, Patient und Angehörige am besten gemeinsam entscheiden. Wenig sinnvoll ist freilich das sogenannte kognitive Training oder Gehirnjogging. Was für gesunde Ältere eine ideale Methode ist, um die grauen Zellen auf Trab zu bringen und das Gedächtnis zu stärken, bedeutet für Demenzkranke nur Misserfolg und Frustration.

Psychotherapie: im Alltag klarkommen

!

Das A und O bei der Psychotherapie ist, dass die Chemie zwischen Therapeut und Patient stimmt.

Bis vor Kurzem war man der Ansicht, dass Psychotherapie im Alter nichts mehr hilft. Davon ist man allerdings abgekommen. Inzwischen zahlt die Krankenkasse einige Maßnahmen, wenn sie im Rahmen der sogenannten Richtlinienpsychotherapie zugelassen sind. Das Wichtigste bei der Therapie ist eine gute Beziehung zwischen Therapeut und Patient. Sehr junge Therapeuten etwa werden von älteren Patienten oft nicht akzeptiert. Suchen Sie für sich beziehungsweise für einen demenzkranken Angehörigen also einen Therapeuten aus, der

- eine gewisse Lebenserfahrung mitbringt,
- Freude an der Arbeit mit älteren Patienten hat und
- flexibel auf die Wünsche des Patienten eingehen kann. Eine rigide Beibehaltung der therapeutischen Vorstellungen ist der denkbar schlechteste Weg, denn ältere Menschen fühlen sich dann schnell überfahren und nicht mehr ernst genommen.

Sogar für fortgeschrittene Demenzformen gibt es spezielle Verhaltenstherapien, in denen es darum geht, die Alltagskompetenz zu erhalten. In etwa zwölf bis 40 Therapiestunden werden Übungen zur Tagesstrukturierung, zum Aktivitätsaufbau und zur Förderderung sozialer Kompetenzen durchgeführt, die Wahrnehmung geschult und Informationen über den Krankheitsprozess vermittelt. Auch Telefonieren, Kochen, Einkaufen und Körperpflege gehören dazu. Selbst noch für Patienten mit hochgradiger Verwirrtheit gibt es Programme, die die Realitätsorientierung trainieren. Allerdings findet dieses Training vor allem im Bereich der stationären Altenhilfe und in der Gerontopsychiatrie statt.

> **!**
>
> Ziel der Therapie: Alltagskompetenz erhalten.

Ergotherapie: Training für den Alltag

Ergotherapeutische Programme helfen Patienten im frühen und mittleren Stadium der Krankheit. Sie verfolgen das Ziel, die Alltagskompetenz zu erhalten. In vielen Gedächtnis-Sprechstunden und Spezialambulanzen werden solche Programme angeboten. Dabei wird zum Beispiel in einer Gruppe eingekauft, daraus eine Mahlzeit zubereitet, gegessen und anschließend alles wieder aufgeräumt. In diesem Zusammenhang werden sehr viele einzelne Fähigkeiten trainiert und die Kranken werden nicht ständig an ihre zunehmenden Leistungseinbußen erinnert. Auch etwa gemeinsame Ausflüge, Zeitungslektüre oder Tanzabende gehören dazu. So sollen Fähigkeiten erlebbar bleiben, die erhalten geblieben sind. Die meisten Patienten beteiligen sich mit Freude an solchen Angeboten wie auch an Massagen und Anregungen für den Berührungssinn.

Logopädie: die Sprache erhalten

Im Rahmen der Logopädie werden bei Demenzkranken Sprachstörungen, Probleme mit Wortfindung und Wortwahl, Artikulationsstörungen sowie Einschränkungen in der Stimmgebung behandelt. Man versucht damit, die Kommunikationsfähigkeit der Betroffenen so lange wie möglich zu erhalten. Damit das möglich ist, sollte die Therapie so bald wie möglich beginnen.

Wichtig ist auch die Behandlung von Schluckstörungen; diese werden bei Alzheimer durch eine Schwächung der Schluckmuskulatur bewirkt. Bei der Therapie werden der Schluckreflex stimuliert, das Schlucken trainiert und Maßnahmen zur Verbesserung der Zungenbewegung eingeleitet.

Physio- und Bewegungstherapie: aktiv bleiben

Die Krankengymnastik bei Alzheimer wird als eine Reiz- und Regulationstherapie verstanden. Krankhafte Muskel- und Skelettzustände sowie gestörte Bewegungsmuster sollen gebessert oder sogar geheilt werden. Auch Massage, Elektro- oder Hydrotherapie (Wasseranwendungen) können ergänzend oder unterstützend hinzukommen. Damit können viele körperliche Fähigkeiten länger erhalten werden, beispielsweise das Koordinationsvermögen. Die Betroffenen können auch Techniken zur Vermeidung von Stürzen erlernen.

Darüber hinaus hat regelmäßige Bewegung nicht nur vorbeugende Wirkung. Sie wirkt sich auch günstig auf Demenzkranke im Anfangs- und mittleren Stadium aus. Damit fördert man nicht nur die Beweglichkeit, sondern reduziert die Risiken für Herz-Kreislauf-Erkrankungen und erreicht eine bessere Durchblutung der Muskulatur und des Gehirns und damit ein verbessertes Sauerstoffangebot.

Dabei geht es nicht darum, neue Bewegungsabläufe zu lernen, sondern vielmehr aktivierende Tätigkeiten wie Wandern, Schwimmen oder Tanzen auszuführen.

Bewegung soll sogar das Gedächtnisvermögen verbessern, das Gehirn wieder wachsen lassen und die Kommunikation sowie die Vernetzung der Nervenzellen untereinander fördern. Körperliches Training hilft Stürze zu vermeiden, die insbesondere bei Demenzkranken ein ganz eigenes Problem darstellen. Die Deutsche Hirnliga stellte sogar fest, dass Sport und Gartenarbeit eine Schutzfunktion haben. Als man hochbetagte Menschen aus neun Altenhilfeeinrichtungen in Nordrhein-Westfalen zweimal wöchentlich Bewegungsstunden mit Gewichtsmanschetten durch-

!

Bewegung wirkt sich günstig auf Demenzkranke im Anfangs- und mittleren Stadium aus.

führen ließ, verbesserte sich nicht nur die körperliche Kondition der beteiligten Demenzkranken. Auch ihre geistige Leistungsfähigkeit blieb stabil, während sich die Verfassung der untrainierten Kontrollgruppe verschlechterte. Bei einem anderen Bewegungsprogramm im selben Bundesland trainierten Patienten und Angehörige gemeinsam. Die Kraft und das Gleichgewicht sowie die Reaktionsfähigkeit der Demenzkranken verbesserten sich ebenso wie ihre Alltagskompetenz. Indem die Patienten körperliche und psychische Fähigkeiten wiedergewinnen, werden auch die Angehörigen entlastet. Dazu kommt, dass das gemeinsame Training mehr Spaß macht und den Zusammenhalt stärkt, was sich auch positiv auf das oft belastete Betreuungsverhältnis auswirkt.

> **!**
>
> Wer körperlich aktiv bleibt, stabilisiert seine geistige Leistungsfähigkeit.

Snoezelen: entspannende Sinneswahrnehmung

Snoezelen
Der Begriff stammt aus dem Holländischen und setzt sich aus „snuffelen" (schnüffeln, riechen) und „doezelen" (dösen, schlummern) zusammen.

In Pflegeheimen oder Therapieeinrichtungen versucht man mit dieser noch relativ jungen Methode die Sinne der Erkrankten anzusprechen. In einem speziell dafür eingerichteten Raum werden störende Reize von außen soweit möglich ausgeschaltet, die Kranken machen es sich sitzend oder liegend bequem und konzentrieren sich auf einen ihrer Sinne, zum Beispiel das Tasten. Sanftes Licht und leise Musik unterstreichen die entspannte, ruhige Atmosphäre. Das Ganze wird mit Massagen, Bewegungsbädern und Seniorengymnastik verbunden. Anhand der Auswertung von Fragebögen konnte nachgewiesen werden, dass Snoezelen das Verhalten und Wohlbefinden der dementen Patienten verbessert; sie sind weniger apathisch, depressiv oder aggressiv und zeigen mehr Freude.

Biografiearbeit und Erinnerungstherapie gegen das Vergessen

Die Erinnerungstherapie oder Biografische Rekonstruktion wurde eigens für demenzkranke Patienten entwickelt, um alte Gedächtnisinhalte, an die sie sich noch erinnern, möglichst lange zu bewahren. Mit diesen Erinnerungen an die eigene Lebensgeschichte bewahrt man gleichzeitig die Identität der Patienten. Auch wenn sie sich im Hier und Jetzt nicht mehr orientieren können, hat dieser Teil ihrer Welt weiterhin Bestand.

In Einzel- oder Gruppentherapie werden dazu Erinnerungshilfen wie Fotos, Bücher, Zeitungsausschnitte und persönliche Gegenstände verwendet. Auch die Familie wird oft mit einbezogen. Ein Familienalbum kann den Angehörigen auch bei der Pflege helfen.

Teil einer biografischen Therapie kann die Beschäftigung mit vertrauten und geliebten Gegenständen, Kinderliedern oder Mär-

Wichtig sind Erinnerungshilfen wie Fotos.

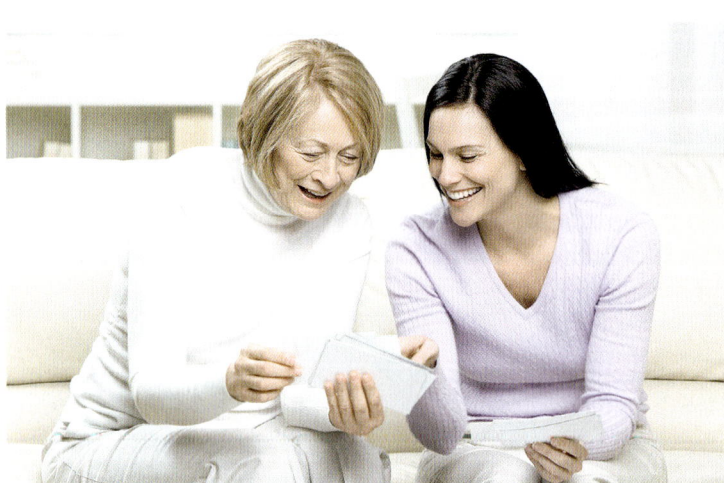

chen, aber auch das Zubereiten spezieller Gerichte sein. Wenn man das Langzeitgedächtnis der Alzheimer-Erkrankten aktiviert, wird auch ihr Selbstbewusstsein gestärkt und sie gewinnen neuen Mut und Motivation für das Hier und Heute.

Milieutherapie: das Umfeld gehört dazu

Die Milieutherapie ist auf das Umfeld des Patienten ausgerichtet. Alltags- und Freizeitaktivitäten sollen gefördert werden, versuchsweise soll der Betroffene so weit wie möglich in das normale Familienleben eingebunden werden. Angestrebt wird eine einfühlsame und würdevolle Beziehung zwischen den Pflegenden und dem Kranken. Ganz wichtig ist ein strukturierter Tagesablauf mit festen Essens-, Beschäftigungs- und Bettzeiten. Veränderungen in der häuslichen Umgebung sollten Sie, wenn überhaupt, behutsam einführen.

> **!**
>
> Der Betroffene soll möglichst am normalen Familienleben teilhaben.

Diese Therapie zielt darauf ab, Wohn- und Lebensräume so umzugestalten, dass die Erkrankten sich darin wohlfühlen – unabhängig davon, in welcher Demenzphase sie sich befinden. Sogar im letzten Stadium können angenehme Materialien wie glattes Holz und weiche Stoffe sowie Lieblingsblumen positive Erinnerungen wecken und allgemeine Verhaltensstörungen lindern.

Familientherapie: Leben mit einem Demenzkranken

Das Leben mit einem Demenzkranken ist weder für die Angehörigen noch für den Kranken selbst einfach. Da kann die Familientherapie eine wertvolle Hilfe sein, um das Familienleben zu stabilisieren und zu fördern. Familienstrukturen werden untersucht und aufgeschlüsselt. Hier können Sie offen über Ängste und Sorgen sprechen, die die gesamte Familie betreffen. Es wird festgelegt, was welches Familienmitglied für den Betroffenen – unter Berücksichtigung der eigenen Situation – tun kann. Auch Wissen über und Verständnis für die schwere Krankheit sollten vermittelt und gemeinsam Perspektiven erarbeitet werden.

Validation: den Kranken annehmen

!

Bei der Validation geht es darum, den Kranken wertzuschätzen und ihn ernst zu nehmen.

Die Validation ist ein Konzept zur erfolgreichen Kommunikation mit Demenzkranken. Das Ziel der Methode ist es, den Kranken in seinen Äußerungen, Gefühlen und Handlungen ernst zu nehmen und einen wertschätzenden Umgang mit ihm zu pflegen. Man korrigiert den verwirrten alten Menschen nicht immer, sondern respektiert ihn und seine aktuellen Gefühle wie Ärger, Ängste oder Zorn, auch wenn diese für Außenstehende nicht nachvollziehbar sind. Nimmt man diese Gefühle an, gibt man dem Patienten ein sicheres Gefühl. Man lässt sich sozusagen auf seine Welt ein. Fragen an den Dementen werden einfach formuliert, das Gesagte wird wiederholt und Erinnerungen werden zugelassen. Auch Berührungen, Streicheln und der Einsatz von Körpersprache gehören dazu. Wenn Sie als Angehöriger etwa die Haltung und die Bewegungen des Kranken mitmachen – ihn spiegeln –, fühlt dieser sich von Ihnen angenommen und verstanden.

Basale Stimulation: Kontakt über die Sinne

Diese Technik hat zum Ziel, die Wahrnehmung der dementen Menschen zu aktivieren und ihnen den Kontakt zur Außenwelt

Berührungen, Streicheln und der Einsatz von Körpersprache gehören zur basalen Stimulation.

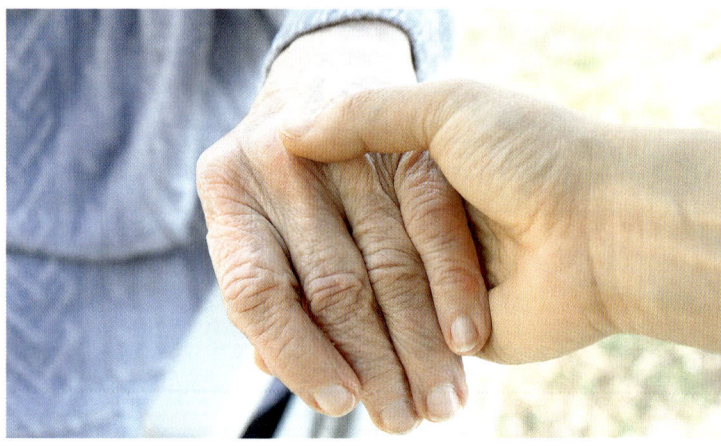

zu ermöglichen, auch wenn sie in ihrer Kommunikationsfähigkeit schon stark eingeschränkt sind. Sie ist besonders in einem
fortgeschrittenen Demenzstadium hilfreich, wenn die Kontakt-
aufnahme mit den Betroffenen durch Sprache nicht mehr möglich ist. Eine wichtige Rolle spielt dabei die Anregung der Sinne.
So werden zum Beispiel der Gleichgewichtssinn (etwa durch
Schaukeln im Schaukelstuhl), der Tast- und Greifsinn (etwa durch
Betasten verschiedener Materialien) oder der Geruchssinn (etwa
durch Körperpflege mit duftenden Cremes) stimuliert. Auch Kör-
perkontakt, je nachdem anregend oder beruhigend, stimuliert
die Wahrnehmung des eigenen Körpers und der Umwelt.

!

Sie ist besonders in
einem fortgeschrit-
tenen Demenzsta-
dium hilfreich.

Kunst-, Musik- und Tanztherapie: Gefühle ausdrücken

Therapieformen, die den künstlerischen Ausdruck zum Ziel haben, ergänzen die Ergotherapie. Da dies ohne Sprache möglich
ist, werden die Patienten nicht auf ihre Wortfindungsschwierig-
keiten hingewiesen. Diese Therapien fördern die Körperwahr-
nehmung, helfen den Patienten, mit anderen in Beziehung zu
treten, und heben die Stimmung. Die Patienten können darin
ihre Gefühle ausdrücken und werden selbstbewusster.

Tanzen ist für Demenzkranke nahezu ideal, da sie ihren Sinn
für Rhythmik noch lange Zeit bewahren. So hatte das Demenz-
Servicezentrum in Nordrhein-Westfalen großen Erfolg mit einer
Einladung in eine Tanzschule. Mehr als 80 Paare, bei denen ein
Partner demenzkrank war, beteiligten sich. Der Projektleiter
sprach von einer Bombenstimmung: „Lebensfreude pur."

!

Tanzen ist eine
wunderbare
Möglichkeit, den
Kranken und ihren
Angehörigen
Lebensfreude zu
schenken.

Realitäts-Orientierungs-Training: sich zurechtfinden

Demenzkranke verlieren im Laufe der Zeit zunehmend den Sinn
für Zeit und Raum. Hier können Aufkleber auf Schränken und
Schubladen das Zurechtfinden erleichtern. Nützlich ist es auch,
in jedem Raum eine Uhr und einen Kalender anzubringen und
mit den Kranken über feste Daten zu sprechen, zum Beispiel Ge-

burtstage. In der Regel wollen die Betroffenen auch Aufgaben erledigen. Dies stellt Pflegekräfte oder die Familie häufig auf eine Geduldsprobe. Trotzdem sollten Sie auf diesen Wunsch Ihres Angehörigen eingehen.

Tiergestützte Therapie: heilsame Vierbeiner

> **!**
>
> Manch einem Vierbeiner gelingt es verblüffend schnell, einen dementen Menschen aus der Reserve zu locken.

Tiere sind für die meisten Demenzkranken eine wertvolle Hilfe. Hunde und andere Vierbeiner finden oft einen Zugang zur Welt der Demenzkranken, die gesunden Menschen meist verwehrt bleibt. Der Nachteil ist jedoch, dass sich die Kranken in der Regel nicht mehr zuverlässig um sie kümmern können und die Pflege dann meist an den Gesunden hängen bleibt.

Es ist auch nicht ganz einfach, das richtige Tier zu finden. Voraussetzung ist, dass es sich um eine ruhige Art handelt, die sich gerne streicheln lässt, was vor allem auf ältere Tiere zutrifft. Hunde, Katzen, Kaninchen und Meerschweinchen sind in der Regel geeignet. Es gibt sogar Pflegeeinrichtungen, die bewusst mit Haustieren und Tierbesuchsdiensten arbeiten.

Wenn es Ihnen nicht möglich ist, dem Kranken den Kontakt mit einem lebenden Tier zu bieten, bieten sich eventuell Kuscheltiere an, die sich so anfühlen und aussehen wie sein Lieblingstier.

Vierbeiner finden oft einen Zugang zur Welt der Demenzkranken.

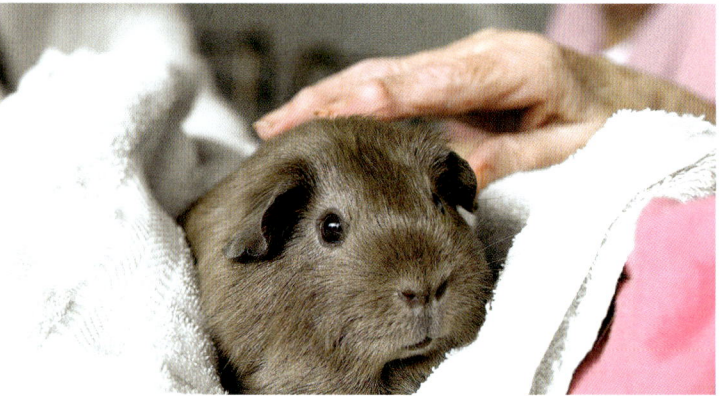

Tai-Chi und Qigong: sanfte Bewegung

Die alten Formen asiatischer Bewegungskunst – Tai-Chi („Schattenboxen") und Qigong – können im Frühstadium der Demenz dazu beitragen, den geistigen Abbau zu verlangsamen. Das fanden Forscher der Universität von Illinois heraus. Sie ließen 24 Demenz-Patienten an einem Intensivprogramm teilnehmen, das 40 Wochen dauerte. Die Therapiegruppe nahm in dieser Zeit an einer kognitiven Verhaltenstherapie und einer Selbsthilfegruppe teil und übte zusätzlich dreimal in der Woche Tai-Chi und Qigong. Im Gegensatz zu einer Kontrollgruppe, die nichts dergleichen tat, verbesserte die Therapiegruppe ihre motorischen Fertigkeiten deutlich und wurde im Hinblick auf ihre Gehirnleistung und Psyche stabiler. Depressive Tendenzen entwickelten sich sehr viel langsamer als in der Vergleichsgruppe. Auf Wunsch der Teilnehmer wurde das Programm auch nach Beendigung der Studie fortgesetzt.

> **!**
> Die langsamen, fließenden Bewegungen helfen, den Verlust geistiger Fähigkeiten aufzuhalten.

Humortherapie – heute schon gelacht?

Herzliches Lachen bringt den Kreislauf in Schwung und vertieft die Atmung. Lustige alte Filme, die der oder die Demenzkranke noch gut kennt, oder alte Familiengeschichten, die zum Lachen sind, bringen Freude ins Leben der Betroffenen und helfen den Pflegenden, Zugang zu ihnen zu finden. Videogeräte und CD-Player leisten hier gute Hilfe.

Manche Pflegeheime bekommen regelmäßig Besuch von einem Clown, dem nicht selten das kleine Wunder gelingt, auch Menschen mit fortgeschrittener Demenz zu unerwarteten Reaktionen zu bewegen. Denn bei den meisten ist der Clown eine positiv besetzte Langzeiterinnerung, die sich wieder aktivieren lässt.

Filme für Demenzkranke: entspannen mit DVDs

Wenn Demenzkranke fernsehen, verstehen sie – je nach Stadium – die Inhalte und Zusammenhänge nicht mehr. Sie sind mit

Spielfilmen, Shows oder Tagesnachrichten oft überfordert. Manche macht es sogar aggressiv, wenn man sie vor den Flimmerkasten setzt, denn es frustriert und stresst sie, dass sie nicht mehr mitkommen. Dennoch können Fernsehstunden für die Kranken und die Pflegenden angenehm und entspannend sein. Sophie Rosentreter, Fernsehmoderatorin und Enkelin einer Demenzkranken, drehte speziell für Demenzkranke die Filme „Ein Tag im Tierpark" und „Musik – gemeinsam singen!", die als DVDs erhältlich sind. Sie sollen bei den Betroffenen schöne Erinnerungen wecken und den Zugang zu ihnen erleichtern. Man sieht Pferde auf der Weide, ein Baby, das in die Kamera lacht, einen Spaziergang über eine Apfelbaumwiese etc., untermalt mit klassischer Musik. Die Filme sollen die Erkrankten wieder zum Reden bringen und sie beruhigen. Zu jedem Film gibt es eine Beschäftigungsmappe mit Gesprächsleitfaden, Fotokarten sowie ein Haptik-Set zur Sinnesaktivierung (zu bestellen unter www.ilsesweitewelt.de oder Tel. 01805 300776).

Klangtherapie mit Steinen: Kommunikation ohne Worte

Klänge helfen Ängste abzubauen, berühren die Seele und können das Wohlbefinden steigern. Diese Wirkungen kann man, etwa in der Musiktherapie, gezielt in der Therapie Demenzkranker einsetzen. Ein neuartiges Therapiekonzept mit Klangsteinen wurde von Dr. Martin Runge und dem Komponisten Prof. Klaus Feßmann entwickelt. Wenn man mit nassen Handflächen über die speziell geformten und eingeschnittenen Klangsteine streicht, entstehen tiefe metallische Töne. Das Fühlen, Hören und Spielen dieser Steine wirkt positiv auf Körper, Geist und Seele.

Eine Besonderheit ist der Partnerklangstein, der von zwei Seiten gleichzeitig bespielt werden kann. Der Patient und ein Angehöriger können hier eine nicht sprachliche Kommunikation aufbauen und ihr Verständnis füreinander stärken. Wenn er dem Stein Töne entlocken und vielleicht sogar den Partner im Spiel

„führen" kann, verschafft dies dem Kranken außerdem ein Erfolgserlebnis. Etwas Neues kennen und beherrschen zu lernen verschafft Freude, Zufriedenheit und gibt ein Stück Lebensqualität zurück.

Informationen zur Klangsteintherapie nach Prof. Feßmann und Dr. Runge mit Beschreibung der vier therapeutischen Modalitäten erhalten Sie unter www.klangsteine.com.

Richtig essen bei Demenz

Regelmäßiges Essen und Trinken ist in jeder Lebensphase wichtig, auch im Alter und auch wenn man an einer Form der Demenz leidet. Ganz allgemein sollten Sie darauf achten, dass der Demenzkranke eine ausgewogene, vitamin- und fischölreiche Kost bekommt und reichlich Flüssigkeit trinkt. Hier erfahren Sie, welche Nährstoffe besonders hilfreich sind und wie Sie die Mahlzeiten organisieren können.

Die optimalen Nährstoffe, wenn man älter wird

Da man in der Regel nicht mehr jung ist, wenn man an Demenz erkrankt, hat man gleichzeitig auch mit den Alterserscheinungen des Körpers zu kämpfen. Der Energiebedarf, der Grundumsatz, die Muskelmasse und der Wassergehalt des Körpers sinken. Nur noch 1700 bis 1900 Kilokalorien benötigt man täglich – in der Jugend waren es 300 bis 500 mehr. Zur selben Zeit steigt der Vitaminbedarf. Das heißt, Kalorien müssen in Form von Fett und Zucker eingespart werden, während nährstoffreiche Lebensmittel vermehrt zugeführt werden sollten. Ballaststoffreiche Lebensmittel fördern eine gute Verdauung. Eine gesunde Mischkost mit viel Obst, Gemüse, Milchprodukten wie Joghurt und Milch, maximal zwei- bis dreimal Fleisch pro Woche, am besten ebenso oft Fisch und Eier hält den Körper rundum gesund. Zum Frühstück ver-

!

Durch zu langes
Kochen verliert
Gemüse wertvolle
Nährstoffe. Lieber
in wenig Wasser
kurz dünsten.

sorgt ein Müsli mit Haferflocken, frischen Früchten, Joghurt und einer Handvoll Nüsse den Körper mit allem, was er braucht. Gemüse sollte man möglichst schonend garen.

Für die Gesundheit unseres Gehirns sind vor allem B-Vitamine, Vitamin E, Vitamin C und das Koenzym Q10 wichtig. Ganz besonderen Wert sollten Sie auf Folsäure und Vitamin D legen.

Vitamin D – Schutzschild für den Körper

Mit dem Alter steigt das Risiko für eine Vitamin-D-Unterversorgung, weil die Vitamin-D-Produktion in der Haut alter Menschen nur noch 25 bis 50 Prozent der Vitamin-D-Synthese junger Erwachsener beträgt. Außerdem können eine nachlassende Nierenfunktion und die entsprechenden Arzneimittel einen Mangel begünstigen. Dabei ist Vitamin D sehr wichtig, da es in gewissem Umfang vor Diabetes, Herz-Kreislauf-Erkrankungen, Muskelschwäche, Krebs und Depressionen schützen kann.

Seine Hauptaufgabe besteht unter anderem darin, einem Absinken der Kalziumkonzentration im Blut entgegenzuwirken und die Einlagerung des Minerals in die Knochen zu steuern. Auch sorgt es für eine ausreichende Aufnahme von Kalzium und Phosphat aus dem Dünndarm. Für die Bildung der Knochen (die auch im Alter noch erneuert werden) ist Vitamin D unbedingt erforderlich. Außerdem ist es für die Muskelkraft und deren Koordination wichtig. Ein gestörter Knochenstoffwechsel kombiniert mit einer schwachen Muskulatur kann auch für Demenzkranke das Risiko deutlich erhöhen, durch einen Sturz einen Knochenbruch zu erleiden, der in fortgeschrittenem Alter nur langsam heilt. Ein Viertel aller Hüft- und Röhrenknochenbrüche bei über 65-Jährigen lassen sich verhüten, wenn diese zusätzlich zur normalen Nahrung 17 bis 20 Mikrogramm (µg) Vitamin D täglich einnehmen – so die Empfehlung von Wissenschaftlern. Mehr als 50 µg täglich sollte man nach heutigem Stand der Forschung jedoch nicht einnehmen.

Britische Wissenschaftler fanden auch einen Zusammenhang zwischen Vitamin-D-Mangel und dem Rückgang der Hirnleistung. Je niedriger der Vitamin-D-Spiegel im Blut der knapp 2000 Studienteilnehmer über 65 Jahre war, desto schlechter waren ihre Denkleistungen in entsprechenden Tests. Auch Ohrensausen und ein Verlust des Gehörs werden mit einem Vitamin-D-Mangel

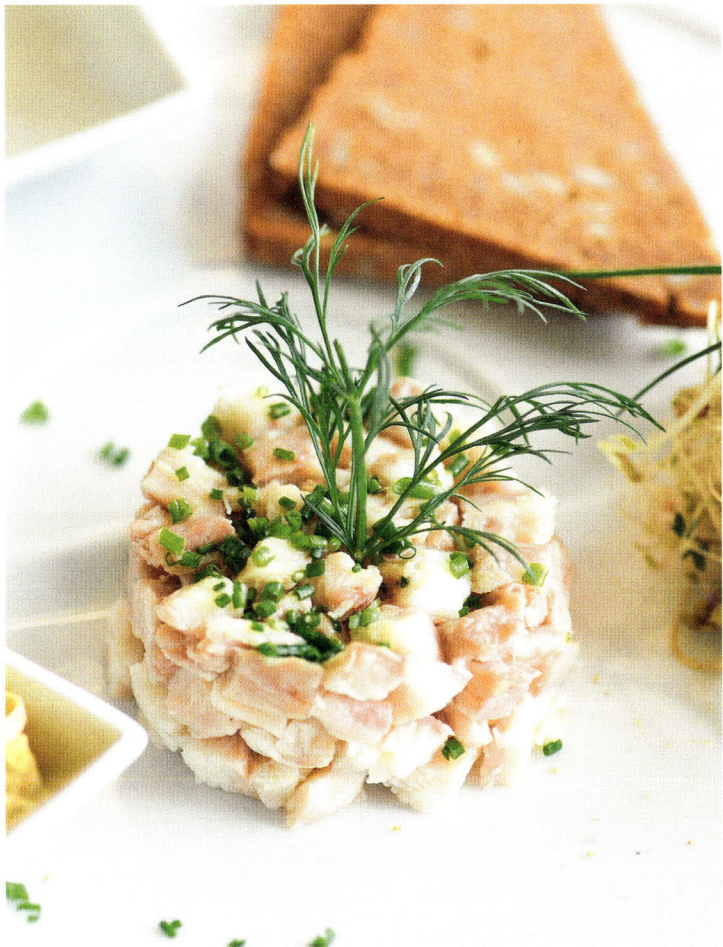

Eine gesunde Mischkost enthält regelmäßig Fisch. Am besten sind fettreiche Sorten wie Aal.

in Verbindung gebracht. Es lohnt sich also in jedem Fall, den Arzt auf eine Vitamin-D-Ergänzung in Form von Tabletten anzusprechen.

Mindestens ebenso wichtig ist der regelmäßige Aufenthalt in der Sonne, denn mithilfe der UV-Strahlung kann unser Körper selbst Vitamin D produzieren. Außerdem gibt es einige Nahrungsmittel, die besonders reich mit Vitamin D gesegnet sind.

Durchschnittlicher Vitamin-D-Gehalt einiger Vitamin-D-reicher Lebensmittel

100 g LEBENSMITTEL	µg VITAMIN D	100 g LEBENSMITTEL	µg VITAMIN D
Lebertran	300	Geräucherter Aal	90
Geräucherte Sprotte	32	Bückling	30
Hering (Atlantik)	27	Aal	20
Lachs	16	Schwarzer Heilbutt (Grönland)	15
Lachs in Dosen	12	Weißer Heilbutt	5
Makrele	4	Schmelzkäse (45 % Fett i. Tr.), Speisemorcheln, frische Steinpilze	3,1
Frische Pfifferlinge	2,1	Frische Champignons	1,9
Eigelb	1,75	Goudakäse (45 % Fett i. Tr.)	1,3

Folsäure

Folsäure gehört zu den B-Vitaminen und ist lebensnotwendig für alle Zellen. Es ist in Lebensmitteln wie grünem Blattgemüse, Hülsenfrüchten, Getreide, Fleisch, Leber, Milch und Eiern enthalten. Da der Körper jedoch nur geringe Folsäurespeicher hat, kann relativ leicht ein Mangel entstehen, wenn nicht genug Folsäure mit der Nahrung zugeführt wird. Ein Mangel kann unter anderem zu Depressionen und Gedächtnisstörungen führen. Gesichert ist, dass Folsäure an der Produktion von Dopamin beteiligt ist. Außerdem schützt das Vitamin Hirnzellen vor dem Zelltod, man weiß allerdings noch nicht wie. Eine interessante Studie an der Stanford Universität an gesunden 50- bis 70-Jährigen, die täglich doppelt so viel Folsäure wie empfohlen bekamen, zeigte, dass die erhöhte Menge die Gedächtnisleistung und die altersbedingte Verlangsamung der Informationsverarbeitung messbar bremste. Im Tierversuch an Mäusen schützte Folsäure sogar vor der Alzheimer-Krankheit – ein Ergebnis, das aufhorchen lässt.

Um einem Mangel vorzubeugen, sollten Erwachsene täglich 400 µg Folsäure aufnehmen. Erreicht man diese Menge nicht über die Nahrung, empfehlen sich Folsäuretabletten. Sprechen Sie jedoch vorher mit dem behandelnden Arzt.

Den Tagesbedarf von etwa 400 µg Folsäure decken Sie zum Beispiel mit folgenden Lebensmittelmengen:

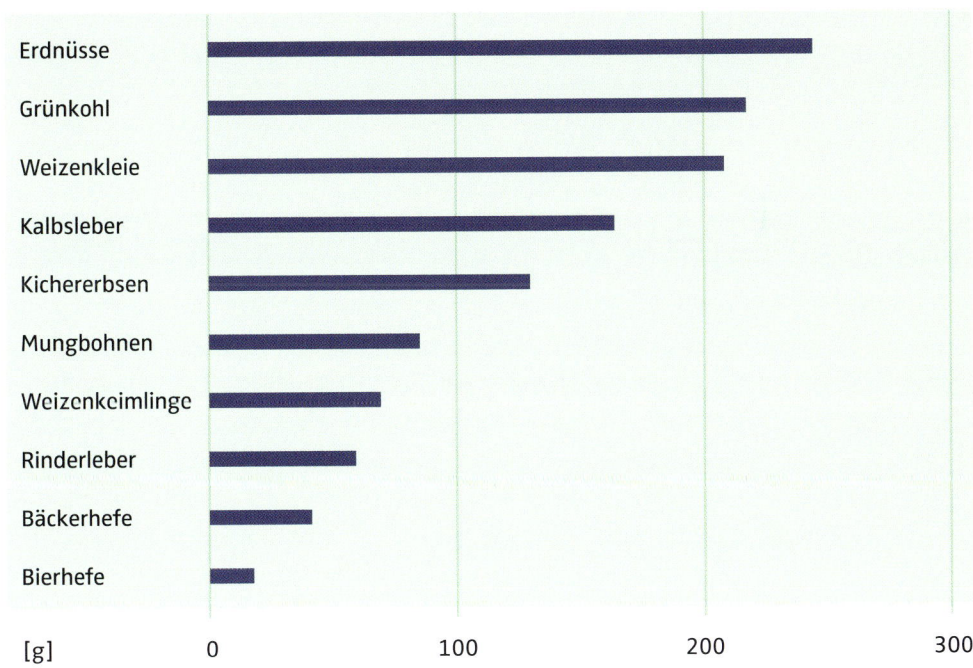

Achtung Unterernährung!

Gesunde ältere Personen haben eher Probleme, ihre gute Figur zu halten. Im Gegensatz dazu gelingt es Demenzkranken oftmals nicht einmal, den üblichen Energiebedarf zu decken. Wenn sie dann noch ständig umherwandern oder häufig unter Ängsten und Stress leiden, kann es tatsächlich zu einem Energiedefizit kommen. In diesen Fällen empfehle ich, die Speisen mit Sahne oder wertvollen Ölen aufzuwerten. Selbstverständlich muss auch der Eiweiß-, Vitamin- und Mineralstoffbedarf gedeckt werden.

Generell ist eine Unterernährung mit Gefahr von Schwäche, Müdigkeit, Apathie und Antriebslosigkeit verbunden. Auch Muskeln werden vermehrt abgebaut. Der Gang wird unsicher und die Sturzgefahr steigt. Da kein „Fettpolster" mehr da ist, steigt auch die Gefahr des Wundliegens. Ein Eiweißmangel beeinträchtigt zusätzlich die Funktion von Herz und Lunge, sodass die Patienten anfälliger für Infektionen werden.

Problematisch ist außerdem, dass die Demenzkranken die Unterernährung meist kaum wahrnehmen. Wie bei Diäten oft üblich, sind sie gehobener Stimmung, fühlen sich leichter und leistungsfähiger. Das mündet jedoch später in Depressionen und zunehmende Verwirrtheit. Deshalb muss bei den Erkrankten das Gewicht stetig kontrolliert werden; nur so lässt sich ein konstantes Abnehmen rechtzeitig abwenden.

Regelmäßig und ausreichend essen

Bei Demenzkranken geht auch das Gefühl für Hunger und Durst verloren und der normale Warnmechanismus, der dazu führt, dass man isst und trinkt, versagt. Hinzu kommt, dass sie vergessen, ob und wann sie etwas gegessen haben. Die Folge ist, dass sie zu wenig Nahrung und Flüssigkeit zu sich nehmen. Deshalb müssen Sie als Angehöriger oder Pflegeperson dafür sorgen, dass die Mahlzeiten regelmäßige Punkte im Tageslauf sind, die unbedingt eingehalten werden, und dass die Erkrankten genug essen.

Relativ unproblematisch ist es hingegen, wenn die Betroffenen zu oft essen und trinken wollen. Durch ein großes Angebot
an Obst und Gemüse in kleinen Portionen können Sie verhindern, dass sie zu viele Kalorien aufnehmen. Eine gute Idee ist es
auch, den oder die Erkrankte an der Vorbereitung der Mahlzeiten
teilnehmen zu lassen. Dadurch wird die Person von ihrem sofor-
tigen Essenswunsch abgelenkt, zusätzlich gibt die Zubereitung
der Speisen dem Tag eine Struktur.

Eventuellem Über-
gewicht kann mit
regelmäßigen kleinen
Obstportionen
entgegengewirkt
werden.

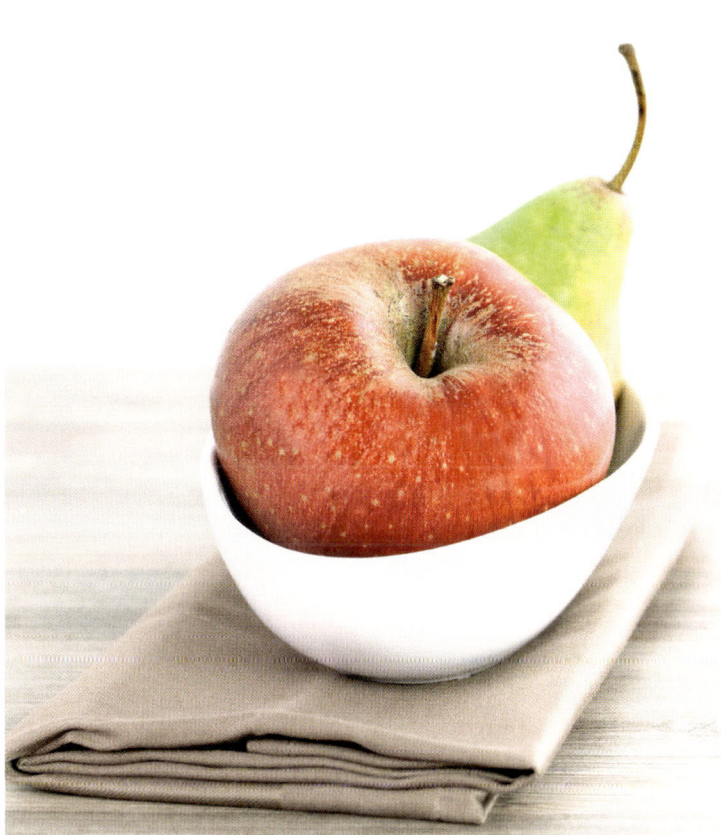

!

Die Ursachen für
Appetitlosigkeit
sind oft nicht ohne
Weiteres erkenn-
bar.

Kein Appetit – was tun?

Haben Demenzkranke keinen Appetit, so können sie oft die Ursachen dafür nicht benennen. Dann ist Detektivarbeit erforderlich. Liegt es an Schmerzen? Verstopfung? Sitzt das Gebiss nicht richtig? Auch direkt nach einer unangenehmen Situation – wie der Intimpflege, die als Stress empfunden wird – ist den Kranken möglicherweise der Appetit vergangen. Hinzu kommt, dass als Folge der Demenz der appetitanregende Geruchssinn gestört oder verloren gegangen ist. Ist er noch in Teilen vorhanden, empfinden die dementen Menschen bekannte Essensgerüche wie frisches Brot, frisch aufgebrühten Kaffee oder Bratenduft als appetitanregend.

Um herauszufinden, was, wann und wo den Appetit anregt, gibt es leider keine Patentrezepte, dafür ein paar allgemeine hilfreiche Tipps.

Dem Appetit auf die Sprünge helfen

!

Tipps, die den
Appetit anregen.

- Spaziergänge vor dem Essen können den Appetit anregen. Vermeiden Sie jedoch zu anstrengende Spaziergänge, die den Kranken ermüden.
- Lassen Sie ihn bei der Essenszubereitung mithelfen. Auch die Geräusche von klappernden Töpfen und Pfannen und das Brutzeln von Fleisch in der Pfanne machen Appetit.
- Bieten Sie anstelle von drei großen Mahlzeiten über den Tag verteilt mehrere kleinere, abwechslungsreich gestaltete und ansprechend zubereitete Mahlzeiten an. Sie sollten leicht verdaulich und nicht zu fett sein. Als Snack eignen sich Obst- oder Gemüsesticks.
- Geben Sie Kräutertees mit appetitanregenden Bitterstoffen zu trinken und verwenden Sie Gewürze mit einem hohen Gehalt an Scharfstoffen (etwa Ingwer oder Galgant). Es gibt viele appetitanregende Kräuter; das Kraut, das dem Patienten am meisten zusagt, hilft voraussichtlich am besten.

- Würzen Sie Speisen mit Rosmarin (siehe auch Kapitel „Weitere alternative Therapien", Seite 100) und Desserts mit Zimt.
- Kurkuma (Gelbwurz) hilft bei leichtem Appetitmangel bereits als Gewürz. Bei größeren Problemen können Sie es in Pulverform oder als alkoholischen Trockenextrakt einsetzen.
- Kräftigend und appetitanregend wirken auch Pollen und ihre Extrakte, womit einige Ärzte positive Erfahrungen gemacht haben. 30 bis 40 Gramm täglich werden empfohlen. Sie sind geschmacklos und können leicht Kaltspeisen wie etwa Joghurt untergemischt werden. Man erhält sie zum Beispiel in Bioläden, Reformhäusern und Apotheken.
- Da viele Demenzkranke nicht mehr so gut riechen oder schmecken können, bevorzugen sie oft intensiver gewürzte Speisen. Die optimale Salzmenge sollten Sie mit dem Arzt absprechen.
- Bedenken Sie außerdem: Die Lieblingsspeise kann sich ändern.

Mögliche Ursache: die Zähne

Appetitmangel kann auch auf eine schlecht sitzende Zahnprothese oder Zahnschmerzen zurückzuführen sein, auf die die Erkrankten nicht hinweisen. Nehmen die Patienten das Gebiss immer wieder heraus oder spielen daran herum, ist dies ein relativ sicherer Hinweis. Zahn- oder Gebissprobleme können nicht nur zu schmerzenden Druckstellen führen, auch Entzündungen durch Essensreste können die Folge sein. Deshalb muss regelmäßig ein Zahnarztbesuch im Terminkalender stehen.

Gegen Karies hilft eventuell der Zuckeraustauschstoff Xylit. Er ist zwar teurer als normaler Zucker, schmeckt aber wie Zucker und tötet Kariesbakterien ab. Es gibt Zahnpasten mit der „Wundersubstanz", aber man kann Xylit auch als Reinsubstanz über das Internet beziehen. Letztere kann man dem Spülwasser für Zähne untermischen oder bei einer abendlichen Süßspeise als Zuckerersatz verwenden, wenn der Patient die Zähne nicht putzen

!

Achten Sie bei Appetitmangel auch auf den Sitz der Prothesen.

will. Man darf Xylit allerdings nicht im Übermaß essen, da es dann Durchfall hervorruft (je nach Gewöhnung maximal 30 bis 50 Gramm täglich).

Mögliche Ursache: Schluckstörungen

Das Kauen und Schlucken der Nahrung ist für manche Demenzkranke ein Problem. Sie können den Mund nicht mehr richtig bewegen und auch das Schlucken wird schwierig. Wenn der Patient das Essen nicht im Mund behalten kann oder immer wieder hustet, ist dies ein sicheres Zeichen und Sie sollten den Arzt hinzuziehen.

Sie können dem Kranken helfen, indem Sie trockene Speisen in etwas Flüssigkeit einweichen, etwa Brot kurz in das Getränk eintauchen oder Kartoffeln in etwas Soße zerdrücken. Getränke, die immer wieder verschluckt werden, können auch angedickt werden. Dafür gibt es Quellmittel in der Apotheke. Auch die Körperhaltung ist wichtig: aufrecht und gerade, den Kopf leicht nach vorne geneigt.

Genug trinken!

!

Dehydratation macht sich nach wenigen Tagen massiv bemerkbar.

Anders als eine Unterernährung hat eine mangelnde Flüssigkeitsversorgung schon nach wenigen Tagen schwere Ausfallerscheinungen zur Folge. Man nennt dies Dehydratation oder Dehydrierung, also Austrocknung. Dehydratation führt zu akuten Verwirrtheitszuständen bis hin zum Delirium und Koma. Bei Demenzkranken meint man dann oft, dass sich der Zustand verschlimmert hat, und die Betroffenen werden sogar ins Krankenhaus gebracht. In Wirklichkeit fehlt es nur an Flüssigkeit und der Zustand bessert sich wieder, sobald intravenös Flüssigkeit zugeführt wurde. Zusätzlich zum Wassergehalt in der Nahrung sollten ältere Menschen etwa 1,5 Liter täglich trinken. Selbstverständlich müssen es bei starkem Schwitzen, Durchfall oder Erbrechen mehr sein.

Damit der Patient nachts nicht mehrmals auf die Toilette muss, empfehle ich, dass er tagsüber viel, am Abcnd dagegen wenig trinkt. Geben Sie ihm vor dem Zubettgehen keine harntreibenden Lebensmittel wie Spargel, Tomaten und Meerrettich sowie Thymian- oder Nierentee.

Die Mahlzeiten richtig organisieren

Essen bedeutet für Demenzkranke volle Konzentration. Da hilft es, wenn Teller, Löffel, Messer und Gabel korrekt aufgetischt werden und Speisen und Getränke deutlich erkannt werden können. Naturjoghurt in einer weißen Dessertschale zum Beispiel ist nicht wirklich gut zu erkennen.

Auch kann es eine Hilfe sein, wenn Sie das Besteck in die Hand geben und den Teller direkt vor die Person stellen. Wenn Messer und Gabel in der Anwendung zu schwierig sind, helfen ein Löffel und mundgerecht zerteilte Nahrungsmittel. Fingerfood – wie kleine Karotten- oder Gemüsestückchen, kleine Würstchen, Fischstäbchen oder Brothäppchen – ist leicht zu essen und kann lange selbstständig bewältigt werden. Sanitätshäuser und ähnliche Einrichtungen bieten Essinstrumente an, die Demenzkranken das Essen und Trinken leichter machen – eine wertvolle Hilfe, gerade wenn sie stark zittern. Können die Kranken nicht mehr selber es-

> **!**
>
> Fingerfood ist nicht nur ideal für Partys, sondern auch für alte Menschen mit Demenz.

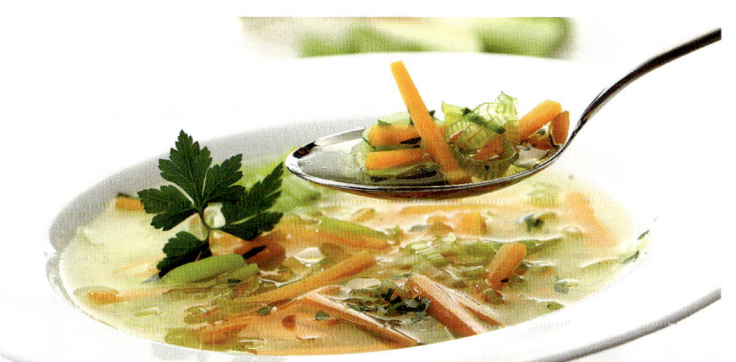

Mundgerecht zerteilte Nahrungsmittel erleichtern Demenzkranken das Essen.

sen, nutzen Sie einen Reflex: Führen Sie den Arm oder die Hand vorsichtig mit dem Löffel zum Mund, dann öffnen sie den Mund.

Legen Sie die Hauptmahlzeit auf den Zeitpunkt, an dem der Patient am besten und am meisten isst. Die Portionsgröße richtet sich ebenfalls nach ihm. Ein gemeinsames Essen mit mehreren Personen fördert in der Regel den Appetit, denn der Kranke kann den anderen abschauen, wie man isst. Wie bei kleinen Kindern hilft häufig auch zusätzlich der „Futterneid". Vermeiden Sie bei Tisch Geräusche und Fragen; das lenkt den dementen Menschen ab.

Es gibt einige Regeln für Speisen und Getränke, die die meisten Demenzkranken mögen beziehungsweise verabscheuen (siehe Tabelle). So ist vermutlich die Ablehnung von grauen oder bläulichen Lebensmitteln ein Selbstschutzmechanismus, damit man keine verschimmelten oder verdorbenen Lebensmittel isst.

Künstliche Ernährung: Ja oder Nein?

Es gibt Demenzkranke, die dauerhaft zu wenig essen oder trinken. Dementsprechend wird immer wieder eine künstliche Ernährung mit PEG-Sonde (Perkutane Endoskopische Gastroenterostomie) diskutiert. Der Vorteil der PEG-Sonde ist – im Gegensatz zu der vormals verwendeten Nasensonde –, dass der Betroffene trotzdem, eventuell zusätzlich, ganz natürlich essen kann. Die Gegner sehen in der Nahrungsverweigerung den Beginn der Sterbephase und lehnen die künstliche Ernährung ab, da die Sterbephase nicht künstlich verlängert werden sollte.

Ob eine derartige Sonde eingesetzt werden soll, ist schwer zu beantworten, nicht nur, weil es zwar ein kleiner, aber dennoch ein chirurgischer Eingriff ist, den die Demenzkranken in der Regel nicht verstehen. Keinesfalls sollte eine PEG gelegt werden, nur um den Pflegeaufwand zu reduzieren oder weil jemand langsam isst und trinkt. Sprechen Sie im Zweifelsfall mit dem behandelnden Arzt darüber.

Eignung verschiedener Lebensmittel für Demenzkranke

GUT GEEIGNET	WENIGER GEEIGNET	KEINESFALLS GEEIGNET
Farbenfrohe Lebensmittel	Gemischte, pürierte Lebensmittel bzw. der daraus entstandene grau-braune Brei	Graue und bläuliche Lebensmittel
Gelbe Nahrungsmittel	Kleine feste Stücke oder Fasern	Desserts mit Mandelstückchen oder Schokostreusel
Speisen mit einheitlicher Konsistenz, z. B. halb weiches Gemüse, zartes Fleisch, grätenfreier Fisch, Milchprodukte, Brot mit Aufstrich	Cornflakes in Milch, die am Gaumen kleben bleiben können	Fisch mit Gräten
Ein Gläschen Wein, Bier oder Schnaps – sofern es dabei bleibt	Mineralwasser	
Süße Fruchtsäfte wie Pfirsich-, Birnen-, Bananen- oder Multivitaminsäfte	Saure Fruchtsäfte wie Apfel- oder Orangensaft	Grapefruit und Grapefruitsaft wegen des leicht bitteren Geschmacks und möglicher Wechselwirkung mit Medikamenten
Aufgelöste Schmelz- oder Bierhefeflocken	Spargel und andere faserige Gemüse	Zwang zum Essen von Dingen, die abgelehnt werden
Angenehm erwärmte Speisen oder Getränke, warme Milch mit Honig vor dem Zubettgehen	Kalte Speisen und Getränke	Heiße Speisen und Getränke
Täglich – möglichst zur gleichen Zeit – warm geliefertes „Essen auf Rädern"		Wöchentlich gelieferte Tiefkühlkost (etwa von „Essen auf Rädern")
Nahrungszusätze oder konzentrierte Trinknahrung als Ergänzung zu einseitiger Kost (nach Rücksprache mit dem Arzt)	In Getränke gemischte Medikamente	

Weitere alternative Therapien

Neben den natürlichen Therapieformen, die sich in der Behandlung Demenzkranker bewährt haben (siehe Kapitel „Sanfte Therapien für Geist und Körper" ab Seite 76), gibt es eine Reihe alternativer Methoden, die bei den verschiedenen Demenzerkrankungen eingesetzt werden können. Dazu zählen etwa Verfahren aus der Traditionellen Chinesischen Medizin und die Lichttherapie. Die Wirksamkeit mancher Methoden ist wissenschaftlich bewiesen, während es bei anderen bis jetzt nur Erfahrungswerte gibt.

Nahrungsergänzung für Demenzkranke

!

Nahrungsergänzungen sind einen Versuch wert – fallen Sie jedoch nicht auf Anbieter angeblicher Wunderpillen herein. Bevor Sie Vitamine zuführen, lassen Sie vom Arzt abklären, ob überhaupt ein Mangel vorliegt.

Bislang ist Demenz bekanntlich nicht heilbar. Ob Nahrungsergänzungsmittel Hilfe bringen, ist nicht erwiesen – das Gegenteil jedoch auch nicht. Am besten, Sie probieren es einfach aus. Wenn sie dem Betroffenen guttut und nicht zu kostspielig ist, ist eine Nahrungsergänzung auf jeden Fall einen Versuch wert.

Die Rede ist in erster Linie von den Vitaminen D, B_6, B_{12} und Folsäure. Man ist sich offensichtlich darüber einig, dass diese Vitamine nicht wahllos verabreicht werden sollen. Ich empfehle Ihnen, erst vorher beim Arzt feststellen zu lassen, ob ein Mangel besteht, dann können Sie versuchen, den Nährstoffbedarf natürlich oder in Absprache mit dem Arzt über Nahrungsergänzungsmittel zu decken. Von einigen Demenzmedikamenten weiß man auch, dass sie den Vitaminbedarf beeinflussen. Je nachdem, wie der jeweilige Ernährungszustand des Patienten ist, muss man unter Umständen zu den üblichen Mahlzeiten hochkonzentrierte Nahrungsmittel (sogenannte Austronautennahrung) zusätzlich reichen. Auch Cholin zählt zur Nahrungsergänzung und hemmt möglicherweise das Fortschreiten der Demenz.

Mit B-Vitaminen den Homocysteinwert senken

Bei Homocystein handelt es sich um einen Eiweißbaustein, der sich im Blut nachweisen lässt. Ist der Gehalt daran erhöht (über 15 µmol/l), scheint nicht nur das Risiko für Arteriosklerose und Herzinfarkt zu steigen, sondern auch für Demenz.

Der Eiweißbaustein ist ein Zwischenprodukt des Stoffwechsels und wird von Gesunden innerhalb kurzer Zeit wieder abgebaut. Dafür sind ausreichende Mengen an Vitamin B_6, B_{12} und Folsäure erforderlich. Ein Mangel daran kann folglich zu erhöhten Homocysteinwerten führen. Er wird in der Regel durch Krankheiten wie Schilddrüsenunterfunktion, Diabetes oder Krebs verursacht beziehungsweise durch bestimmte Medikamente (Nitrate bei Herzkrankheiten, Antiepileptika, Hormonersatztherapie, schleimlösende Medikamente, L-Dopa bei Parkinson). Generell gefährdet sind außerdem ältere Menschen, Männer über 60 Jahre und Frauen nach der Menopause. Leider steigt im Alter der Homocysteinspiegel, während gleichzeitig der Folsäurespiegel sinkt. Hinzu kommt, dass bei Alzheimer-Patienten die Vitamin-B_6- und -B_{12}-Werte häufig erniedrigt sind.

> **!**
>
> Ein erhöhter Homocysteinspiegel erhöht das Demenzrisiko. Die Hälfte der über 50-Jährigen hat erhöhte Werte.

Bereits 2002 wurde im Rahmen der sogenannten Framingham-Studie festgestellt, „dass ein erhöhter Homocysteinspiegel ein starker, unabhängiger Risikofaktor für die Entwicklung von Demenzen und Alzheimer ist." Warum das so ist, weiß man nicht genau, man vermutet aber, dass durch Homocystein die Fähigkeit verringert ist, Schäden an der Erbsubstanz zu reparieren.

Umgekehrt wurde in einer 2010 veröffentlichten Studie festgestellt, dass eine Kombination der Vitamine B_6, B_{12} und Folsäure den altersbedingten Hirnabbau verlangsamen kann. An der Studie britischer und schwedischer Wissenschaftler nahmen 271 Personen im Alter von über 70 Jahren teil. Alle litten bereits unter leichten Gedächtnisstörungen. Eine Hälfte erhielt die Vitamin-Kombination Folsäure, B_6 und B_{12}, die andere bekam nur ein Scheinmedikament. Zu Beginn und nach 24 Monaten wurde das Gehirnvolumen der Patienten gemessen. Es stellte sich heraus, dass sich bei den Teilnehmern, die regelmäßig die Vitamine eingenommen hatten, das Hirnvolumen um fast ein Drittel weniger verringerte als bei der Kontrollgruppe. Bei denjenigen, die zu Beginn der Studie besonders hohe Homocysteinwerte aufwiesen, fiel das Ergebnis noch deutlicher aus: Bei ihnen hatte sich der Hirnabbau durch die Vitamine um 53 Prozent verlangsamt.

Leider weist der Homocysteinspiegel schon bei der Hälfte der über 50-Jährigen zu hohe Werte auf. Bereits bei einem Wert von über 10 µmol/l kann es sinnvoll sein, den Homocysteinspiegel zu senken. Ich empfehle Ihnen allerdings, die Therapie nur unter ärztlicher Kontrolle durchzuführen (hoch dosierte Vitamine sind apothekenpflichtig).

Cholin

!

Lezithin ist ein fettähnlicher Nährstoff, der in allen Zellen des Körpers vorkommt.

Seit langer Zeit schon bringt man einen Bestandteil der Lezithine, das Cholin, mit einer Verbesserung altersbedingter Vergesslichkeit in Zusammenhang. Ohne Cholin könnte nichts mehr durch die Zellwände transportiert werden und sie würden undurchlässig. Ein Cholinmangel führt zu einer Verschlechterung der Gedächtnisleistung.

Cholin ist Bestandteil des Neurotransmitters Acetylcholin und dessen wichtigste Vorstufe. Steht mehr davon zur Verfügung, dann schütten die Nervenzellen mehr Acetylcholin aus. Bereits zwei Stunden nach der Cholinaufnahme steigerte sich, so ergab eine Studie, die Leistung des Kurzzeitgedächtnisses messbar. Nach Ansicht der Verbraucherzentrale ist „eine Verbesserung der altersbedingten Vergesslichkeit bisher jedoch noch nicht abgesichert". Dagegen wird Cholin bei bestimmten neurologischen Erkrankungen erfolgreich zur Therapie eingesetzt. Es befindet sich vornehmlich in Soja-Lezithin, Bierhefe, Tofu, Nüssen, Weizenkeimen, Leber, Ei und Käse.

Wichtig, um Acetylcholin herstellen zu können, ist auch Vitamin B$_1$ (siehe Kapitel „Die vaskulären Demenzen" Seite 57). Neurowissenschaftler haben außerdem herausgefunden, dass bestimmte Kombinationen von Obstsorten die Wirkung des Acetylcholins verstärken können. Dies gilt zum Beispiel für Melone und Pfirsich, die, zusammen gegessen, stressmindernd wirken.

Mit Heilkräutern nicht nur gegen das Vergessen

Die Kräuterheilkunde ist eine uralte Behandlungsmethode und erfreut sich auch im 21. Jahrhundert noch beziehungsweise wieder großer Beliebtheit. Die heilkräftigen Kräuter aus dem Garten der Natur können bei der Behandlung von Demenz eine wertvolle Ergänzung zur Schulmedizin darstellen.

> **!**
> Demenz kann mit Heilkräutern ergänzend behandelt werden.

Ginkgo biloba

Extrakte aus den Blättern des japanischen Tempelbaums (Ginkgo biloba L.) setzt man in der Traditionellen Chinesischen Medizin seit Jahrhunderten für verschiedene Krankheiten ein. Bei uns verwendet man sie häufig bei Demenz. Die Blätter enthalten einige sekundäre Pflanzenstoffe wie Flavonoidglykoside und Terpenoide, die bislang nicht künstlich hergestellt werden können. Sie gelten als denkbare Ursache für die positive Wirkung dieses Naturheilmittels.

Für Gehirn und Nerven sind die unverwechselbaren Blätter des Ginkgobaumes unübertroffen. Naturheilkundler schätzen ihre durchblutungsfördernde Wirkung und die damit verbundene geistige Leistungsverbesserung. Ginkgo-Produkte gibt es als Tropfen, Dragees oder Filmtabletten.

Die Inhaltsstoffe der Blätter wirken dem geistigen Abbau dreifach entgegen:

• Ginkgo-Extrakt verbessert die Fließfähigkeit des Blutes und wirkt gegen Durchblutungsstörungen. Letztere äußern sich etwa als Schwindel, Kopfschmerzen, Ohrensausen, Gedächtnisschwäche, Orientierungs- und Sprachstörungen.

- Der Energiestoffwechsel im Gehirn wird angeregt. Die Folge: Es kann einen vorübergehenden Sauerstoffmangel besser verkraften.
- Der Ginkgo-Extrakt wirkt als Radikalfänger, der freie Radikale unschädlich macht, und soll sogar bei bereits vorliegender Schädigung des Gehirns noch Verbesserungen bewirken.

Vor längerer Zeit bereits führte man eine Studie mit gesunden Senioren am Institut für medizinische Psychologie der Universität München durch. Nach vierwöchiger Zufuhr von Ginkgo-Extrakt konnten sich die älteren Leute länger konzentrieren als Personen, die ein Scheinmedikament eingenommen hatten.

Es gibt zahlreiche positive Studien mit Ginkgo.

Ginkgo-Tee richtig zubereiten

Statt Ginkgo in Tabletten- oder Tropfenform zu sich zu nehmen, kann man auch täglich Ginkgo-Tee trinken. Gießen Sie ca. 1 bis 2 Gramm zerkleinerte, getrocknete oder 4 bis 6 Gramm frische gehackte Ginkgo-Blätter mit ca. 250 Milliliter kochendem Wasser auf und lassen den Tee 7 bis 8 Minuten ziehen. Durch ein Teesieb abgießen und mit etwas Honig oder Ahornsirup verfeinern. Zwar lösen sich beim Aufguss nicht alle Wirkstoffe, die Flavonoide gehen jedoch zum großen Teil ins Teewasser über. Empfehlenswert ist auch eine Kombination mit Grüntee oder Ginseng.

Mögliche Nachteile Die Stiftung Warentest empfiehlt eine Anwendung des Ginkgo-Extraktes nur, wenn die üblichen Medikamente nicht eingesetzt werden können. Dies auch deshalb, weil Ginkgo die Blutgerinnung beeinflussen kann. Insbesondere in Kombination mit gerinnungshemmenden Medikamenten wie Azetylsalizylsäure, Marcumar® oder Heparin erhöht dies möglicherweise die Blutungsneigung. Dr. Heinz Schilcher, Professor für Pharmazie und Spezialist für Phytotherapie, rät angesichts der schwerwiegenden Erkrankung, einen Arzt oder Therapeuten zu fragen, ob er die Einnahme von Ginkgo-Präparaten für empfehlenswert hält. Falls ja, sollte man auf Präparate renommierter Hersteller zurückgreifen. Lebensmittel mit Ginkgo können aufgrund ihrer Unterdosierung keinen positiven Beitrag leisten.

Prof. Schilcher weist außerdem darauf hin, dass man Ginkgo-Extrakte in erster Linie gegen Durchblutungsstörungen der Arterien in Kopf und Beinen und damit vorbeugend gegen den Verschluss feinster Arterien anwendet. Auch die symptomatische Behandlung von hirnorganisch bedingten Leistungsstörungen mit Gedächtnis- und Konzentrationsstörungen, depressiver Ver-

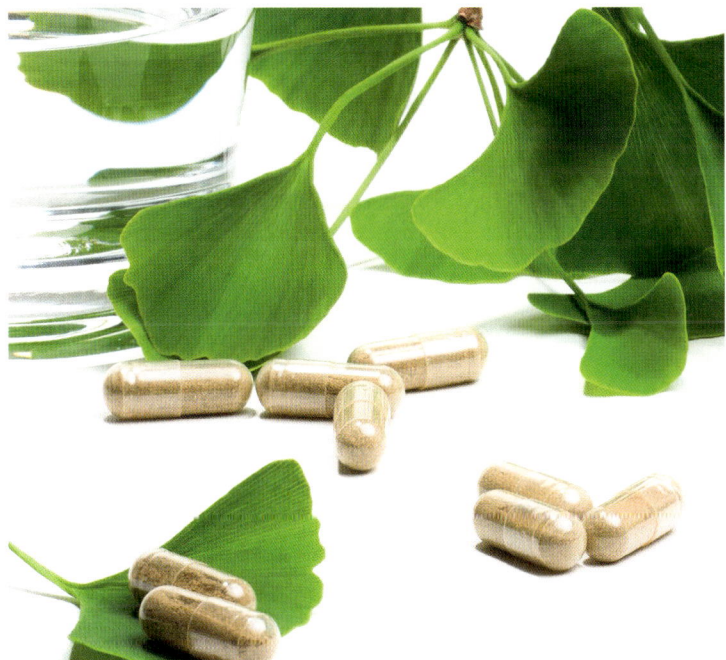

Naturheilkundler schätzen die durchblutungsfördernde Wirkung des Ginkgo und die damit verbundene geistige Leistungsverbesserung.

!

Den größten Erfolg verspricht Ginkgo-Extrakt, wenn man ihn frühzeitig, hoch dosiert und langfristig einnimmt.

stimmung, Schwindel, Ohrensausen und Kopfschmerzen gehören dazu. Angst, Apathie, Reizbarkeit, Schlaf- und nächtliche Verhaltensstörungen sollen die Extrakte ebenfalls bessern. Das schließt die primäre degenerative und vaskuläre Demenz sowie deren Mischformen ein. Überdies soll die Behandlung mit Ginkgo sogar die Wirkung der Acetylcholinesterase-Hemmer verstärken.

Prof. Dr. Volker Faust, Leiter der Abteilung Forschung und Lehre am Zentrum für Psychiatrie in Weissenau bei Ravensburg, weist auf die Begrenztheit der Therapieerfolge konventioneller Medikamente hin: „Tatsächlich erreichen nur einige wenige Substanzen in wissenschaftlich tragbaren Studien eine halbwegs akzeptable Erfolgsrate." Er meint, dass es dagegen bei Ginkgo biloba etwa 15 bis 25, maximal 30 Prozent aller Fälle sind, „die zufrieden sein können". Es gäbe durchaus Personen, denen Ginkgo sehr gut helfe. Obendrein hat es deutlich weniger Nebenwirkungen als die meisten chemisch hergestellten Antidementiva und Wechselwirkungen mit anderen Medikamenten sind nicht bekannt.

Damit die Pflanze gut wirkt, muss die Behandlung langfristig (mindestens 8 Wochen, bei guter Wirksamkeit auch länger), hoch genug dosiert und so früh wie möglich erfolgen – und vor allem im Rahmen eines Gesamtbehandlungsplans. Das bedeutet, dass Methoden wie die Kunsttherapie die Behandlung mit Ginkgo ergänzen sollten.

Spezialextrakte Anwendung finden vor allem zwei definierte Spezialextrakte von Ginkgo biloba (EGb 761 und Li 1370). 2008 wies das Institut für Qualität und Wirtschaftlichkeit im Gesundheitswesen (IQWiG) darauf hin, dass Patienten mit Alzheimer-Demenz von einer Therapie mit dem standardisierten Extrakt EGb 761 (Tebonin®) nur dann profitieren, wenn dieser regelmäßig in einer täglichen Dosierung von maximal 240 Milligramm in Tabletten- oder Tropfenform eingenommen wird. Bereits 2004 ergaben Forschungsergebnisse, dass genau dieser Extrakt Gehirnzellen schützt. So soll er insbesondere den Abbau von bestimmten Zellbestandteilen – die sogenannten Mitochondrien, die als Kraftwerke der Zelle bezeichnet werden – verlangsamen. Diese Zellorganellen, die sich bei gesunden Nervenzellen im Bereich der Synapsen in hoher Anzahl finden lassen, sind bei Alzheimer-Patienten erkennbar dezimiert. Sie werden insbesondere durch aggressive freie Radikale in ihrer Funktionsfähigkeit stark beeinträchtigt, können also nicht mehr so viel Energie bereitstellen. Das kann sogar den Tod der jeweiligen Nervenzelle bewirken.

Ginkgo ist durch die kassenärztliche Versorgung zur Therapie der Alzheimer-Erkrankung zugelassen.

Rosenwurz

Der Rosenwurz (Rhodiola rosea) schreibt man einen positiven Einfluss auf die geistige und körperliche Leistungskraft zu. Sie soll die Ausschüttung der Botenstoffe im Gehirn anregen und für das richtige Verhältnis dieser Neurotransmitter zueinander sorgen. Darüber hinaus erwartet man eine bessere Anpassung des Organismus an veränderte Lebensbedingungen, was wiederum eine gesteigerte geistige Wachheit, Aufmerksamkeit und Entscheidungsfähigkeit zur Folge haben soll. Dies soll stressbedingte Beeinträchtigungen der Hirntätigkeit reduzieren und dazu führen, dass man Belastungssituationen besser verkraftet. Außerdem soll die Rosenwurz über antioxidative Inhaltsstoffe verfügen, die die Gehirnzellen vor dem Einfluss von freien Radikalen bewahren.

Rosenwurz steigert die geistige Wachheit.

Wissenschaftliche Untersuchungen darüber, ob die gewünschte Wirkung, also eine Verbesserung der Gedächtnisleistung, eintritt, wurden bislang leider nicht durchgeführt, es gibt aber vielversprechende Ansätze. Eine kürzlich veröffentlichte Studie mit Studenten während der Prüfungsperiode ergab, dass die Gruppe, die ihren Prüfungsstress mit Rosenwurz bekämpfte, sich als leistungsfähiger erwies und auch bessere Prüfungsergebnisse erzielte als jene Studenten, die lediglich ein Scheinmedikament bekommen hatten.

Baldrian

Üblicherweise setzt man Baldrian (Valeriana officinalis L.) bei Nervosität und Schlaflosigkeit als Tee, Tinktur oder Pulver (zum Beispiel in Tablettenform) ein; es gibt auch Baldrianwein, der als Beruhigungsmittel bei Angst- und Spannungszuständen hilft. Baldrianzubereitungen beruhigen nicht nur, sie steigern gleichzeitig das Konzentrations- und Leistungsvermögen. Müde machen sie nicht, jedoch schwächt das Heilkraut die Wirkung von bestimmten Reizen ab, die auf das Gehirn einstürmen und zu Nervosität und Einschlafschwierigkeiten führen können. Ein Versuch bei verschiedenen Demenzproblemen ist Baldrian auf alle Fälle wert.

Baldrian kann bei Angst- und Spannungszuständen helfen.

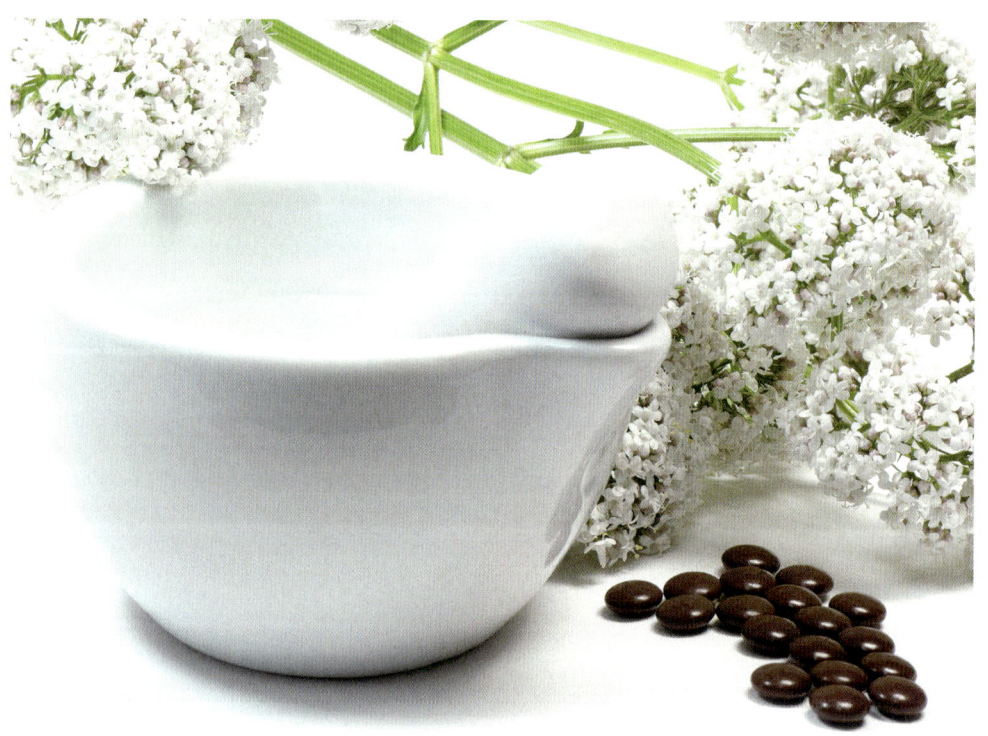

Tee und Kaltauszug aus Baldrian richtig zubereiten
Für einen Tee übergießen Sie 2 Teelöffel bzw. einen Aufgussbeutel
mit ca. 1,5 Gramm Baldrianwurzel mit einer Tasse kochendem
Wasser. 10 bis 15 Minuten ziehen lassen, dann durch ein Teesieb
abgießen. Für einen Kaltauszug übergießen Sie 1 bis 2 Teelöffel
Baldrianwurzel mit einer Tasse Wasser. Etwa 12 Stunden ziehen
lassen, durch ein Teesieb abgießen und vor dem Genuss auf Trink-
temperatur erwärmen. In kleinen Schlucken trinken.
Eine Alternative sind fertige Frischpflanzen-Presssäfte.

Taigawurzel

Der Russische Ginseng (Eleutherococci radix), wie die Taigawurzel auch genannt wird, stammt aus Sibirien und der Extrakt wird
aus der Wurzel in Russland produziert. Es gibt rund 1000 Studien
zu seiner Wirkung, allerdings bemängelte die WHO bei den klinischen Studien das häufige Fehlen von Kontrollen.

Als gesichert gilt, dass die Taigawurzel als Tonikum zur Stärkung und Kräftigung bei Müdigkeits- und Schwächegefühl sowie
nachlassender Leistungs- und Konzentrationsfähigkeit beiträgt.
Dafür sind 2 bis 3 Gramm der Wurzel täglich zu empfehlen. Es
gibt den Trockenextrakt auch in Kapselform zu kaufen.

Achtung Hat man einen sehr hohen Blutdruck oder sogar schon einen Infarkt erlitten, ist die Pflanze nicht zu empfehlen.

Die Taigawurzel
trägt zur geistigen
Kräftigung bei.

Gelbwurz (Kurkuma)

Das südasiatische Gewürz Gelbwurz oder Kurkuma aus dem Kur-
kuma-Wurzelstock (Curcumae longae rhizoma einschließlich
Javanische Gelbwurz, Curcumae xanthorrhizae rhizoma) gibt es
auch als Arzneipflanze in Pulverform sowie alkoholischen Trockenextrakt. Als Gewürz erhält man Kurkuma sogar in Bioqualität. Es schmeckt bitterscharf. Sein gelber Farbstoff Kurkumin

besitzt antioxidative Wirkung, schützt also vor Oxidation in den Körperzellen.

Gelbwurz wird bei uns in erster Linie bei Verdauungsbeschwerden eingesetzt und hilft bei Erkrankungen der Galle, Leber und Niere. Aber auch in der Alzheimerforschung wird mit Gelbwurz experimentiert. Prof. Schilcher weist in seinem Buch „Kleines Heilkräuter-Lexikon" darauf hin, dass „aufgrund neuester Studien auch eine Anwendung zur Vorbeugung oder Behandlung von Altersdemenz denkbar" ist. Forschern der Universität Los Angeles ist es bereits im Jahr 2004 gelungen, mit Kurkuma die für Alzheimer typischen Ablagerungen in Gehirnen von Mäusen aufzulösen. Interessant ist in diesem Zusammenhang auch, dass in Indien, dem Heimatland des Kurkumas, auffällig wenig Menschen an Alzheimer erkranken. Diese Forschung steckt aber noch in ihren Anfängen. Da Kurkuma als Gewürz das ganze Leben lang wertvoll ist, kann man es auf eine Einnahme als Schutz vor Alzheimer durchaus ankommen lassen.

In Indien, dem Heimatland des Kurkumas, erkranken auffällig wenig Menschen an Alzheimer.

Wenn man es als Heilkraut verwendet, liegt die mittlere Tagesdosis bei 2 Gramm. Sollte man Tee bevorzugen, ist es besser, Produkte zu wählen, die den Forderungen des Europäischen oder Deutschen Arzneibuchs entsprechen (diese sind in der Regel nur in Apotheke oder Reformhaus erhältlich).

Gotu Kola und Jiaogulan-Blätter

Kaut man frische Gotu-Kola- (Tigergras, Centella asiatica) oder Jiaogulan-Blätter (Gynostemma pentaphyllum) oder bereitet sie als Tee zu, sollen sie das Gedächtnis verbessern. Man bekommt sie in der Apotheke. Beide Pflanzen kann man auch selbst züchten, Jiaogulan hält sogar winterliche Temperaturen aus. Auf diese Weise hat man immer frische Blätter zum Kauen.

Gotu Kola gehört zu den altertümlichen Kräutern, die in der traditionellen indischen Medizin (Ayurveda) eingesetzt werden. Man fand heraus, dass es zusätzlich eine milde angstlösende, beruhigende und Anti-Stress-Wirkung hat. Dies kann zur Verbesserung der geistigen Funktionen führen. Außerdem kann Gotu Kola die Blutzirkulation zum Gehirn verbessern, es vor Schäden durch die aggressiven Formen des Sauerstoffs bewahren und damit gegen den Alterungsprozess wirken. Es hat sich ferner gezeigt, dass es die Verhärtung der Arterien (Arteriosklerose) verhindern kann und damit den Blutzufluss in die Venen erhöht.

Bei Jiaogulan handelt es sich um ein chinesisches Heilkraut, das in China und in vielen anderen asiatischen Ländern wild wächst. Man verwendet es dort seit Generationen als energetisierenden Tee. Man nennt es auch Xiancao, was so viel heißt wie Kraut der Unsterblichkeit. Seine Wirkung wird mit derjenigen von Ginseng verglichen, doch scheint es besser zu wirken. Der Tee soll sogar das Leben verlängern: Man führt den überdurchschnittlichen Anteil an über 100-Jährigen in der südchinesischen Provinz Guizhou auf seinen regelmäßigen Genuss zurück.

> **!**
>
> Wenn Sie älter als 100 Jahre werden möchten, könnten Sie Jiaogulan versuchen.

Nicht zu vergessen: einheimische Kräuter

Nicht nur in China oder im Regenwald, sondern auch bei uns findet man Pflanzen, die ebenfalls in der Demenztherapie interessant sind. Das ist zum einen Salbei (Salvia officinalis), dann die Melisse (Melissa officinalis) und schließlich Rosmarin (Rosmarinus officinalis). Ihre nervenschützenden Inhaltsstoffe sind ähnlich. Die Blätter dieser Kräuter produzieren ein ätherisches Öl, das viele sogenannte Monoterpene enthält. Dazu gehört zum Beispiel Citral. Es wirkt wie ein schwacher Acetylcholinesterase-Hemmer (siehe Kapitel „Demenz vom Alzheimer-Typ", Seite 24). Rosmarinsäure besitzt antioxidative und weitere hilfreiche Eigenschaften. Tatsächlich konnte man mit Präparaten aus den drei Pflanzen positive Effekte bei kleineren Gruppen von Alzheimer-Patienten beobachten. Bis man das Ganze als Präparat bekommt, ist es sicher nicht falsch, Salbei und Rosmarin als Gewürze zu verwenden und auch einmal einen Melissentee zu trinken.

In neuem Licht betrachtet: Kaffee und Beeren

Kaffee – nicht nur ein Muntermacher

Koffein ist der Muntermacher in Kaffee und Kakao. Normalerweise wird davor gewarnt, koffeinhaltigen Kaffee vor dem Zubettgehen zu trinken, da er wach hält. Das gilt jedoch nicht für alle Demenzbetroffenen: Wenn andere Schlafmittel nicht helfen oder sogar eher zu Unruhe führen, kann eine Tasse koffeinhaltiger Kaffee unter Umständen helfen. Sogar Schlafmittel mit Koffein wirken auf diese Art. Der Grund für die Wirkung: Das Koffein im Kaffee verbessert die Hirndurchblutung. Das allein kann bereits helfen. Durch einen effektiveren Transport an seinen Bestimmungsort kann sich aber auch ein Medikament besser entfalten.

Damit nicht genug: Koffein fördert die Bildung von Dopamin, wirkt also einem Mangel entgegen, der zum Beispiel bei Parkinson zu beobachten ist. Das koffeinhaltige Getränk erwies sich auch als mildes Antidepressivum. Folgende Reaktion läuft dabei im Körper ab: Wenn man müde ist, produziert der Körper das entspannende Hormon Adenosin, ein Nebenprodukt des Energiestoffwechsels. Diese Wirkung kann Koffein innerhalb von etwa 20 Minuten aufheben, indem es die körpereigenen Muntermacher Dopamin und Glutamat aktiviert, die das Nervensystem anregen. Dies ist möglich, da Koffein sehr rasch aus dem Magen-Darm-Trakt ins Blut aufgenommen wird und schnell die Blut-Hirn-Schranke passiert. Bronchien und Blutgefäße erweitern sich, die Verdauung wird beschleunigt und die Muskelaktivität gesteigert. Die Großhirnrinde erhält mehr Sauerstoff. Dieser Effekt hält je nach Konstitution und Gewöhnung bis zu fünf Stunden an.

Adenosin blockiert die Ausschüttung von allen belebenden und aktivierenden Nervenbotenstoffen (Neurotransmitter), wie zum Beispiel Dopamin, Acetylcholin oder Noradrenalin. Die Folge ist unter anderem eine Weitung der Blutgefäße, wodurch der

Blutdruck sinkt. Koffein hemmt diese Wirkung. Dadurch können sich die Blutgefäße zusammenziehen, der Blutdruck steigt und die Herzfrequenz nimmt zu.

Und noch etwas ist wichtig: Bei der Alzheimer-Erkrankung kann die Blut-Hirn-Schranke schadhaft sein, die normalerweise dafür sorgt, dass nicht alle Substanzen ins Gehirn vordringen können. Diese Schutzfunktion wird durch einen hohen Cholesterinspiegel im Blut geschädigt. Das Koffein im Kaffee aber schützt vor einem erhöhten Cholesterinspiegel im Blut und schwächt die durch das Cholesterin verursachten Schäden der Blut-Hirn-Schranke ab. Das bedeutet: Nimmt man cholesterinreiches Essen zu sich, ist es gut, wenn man koffeinhaltigen Kaffee dazu oder zumindest danach trinkt. Die Tasse Kaffee nach dem Essen hat also durchaus ihre Berechtigung.

!

Trinken Sie nach einem cholesterinreichen Essen ruhig eine Tasse Kaffee.

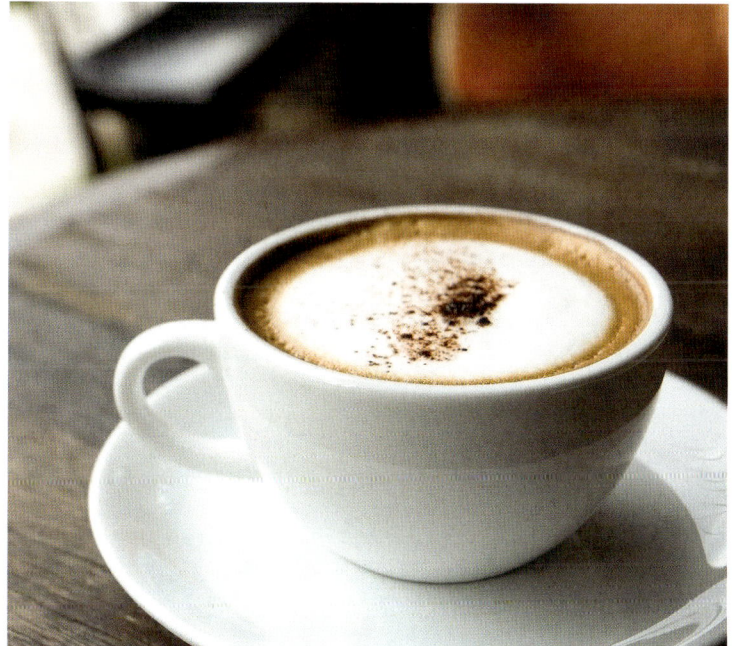

Koffein fördert die Bildung von Dopamin, wirkt also einem Mangel entgegen, der zum Beispiel bei Parkinson zu beobachten ist.

Als Anti-Aging-Beere macht die chinesische Goji derzeit auch bei uns Furore.

Goji-Beeren

Die Goji-Beere ist die Frucht des Gemeinen Bocksdorn (Lycium barbarum, L. Halimifolium) und gehört zur Familie der Nachtschattengewächse. Der Strauch wird auch Teufelszwirn oder Hexenzwirn genannt, die Beeren als Chinesische Wolfsbeere, Wuzing-Beere, glückliche Frucht, Bocksdorn-Beere oder Goji bezeichnet. Schon vor Tausenden von Jahren war die Frucht ein Teil der Traditionellen Chinesischen Medizin. Die Goji ist der Tausendsassa unter den heilsamen Lebensmitteln, denn zusätzlich zu den Vitaminen B, C und E, über 30 Mineralstoffen und Spurenelementen sowie 19 unterschiedlichen Aminosäuren enthält die Bocksdornfrucht einen hohen Gehalt an Antioxidantien. Diese bewahren die Zellen des Körpers vor freien Radikalen, die verantwortlich für den Alterungsprozess sind.

In umfangreichen Tests untersuchte man den Einfluss der Goji-Beere auf das Gehirn. Forscher testeten die Schutzwirkung der Beere gegenüber Amyloid-Peptiden, den Hauptschuldigen beim Entstehen der Alzheimerkrankheit. Tatsächlich starben bei den Versuchstieren weniger Nervenzellen ab, wenn sie durch Goji geschützt waren. Aus China werden Extrakte aus Goji-Beeren deshalb bereits tonnenweise nach Europa und in die USA geschafft, um in Medikamenten als Wirksubstanz eingesetzt zu werden. Auch die getrockneten Beeren gibt es zu kaufen. Davon empfiehlt es sich täglich eine Handvoll zu essen. Achten Sie jedoch darauf, dass es sich um die echten Beeren mit der Bezeichnung Lycium handelt.

Beeren retten Dopamin

Beeren helfen möglicherweise dem Gehirn, gesund zu bleiben. Ein Team um Shibu Poulose vom Human Nutrition Research Center on Aging in Boston fand heraus, dass dabei die sogenannten Mikrogliazellen eine Schlüsselrolle einnehmen. Im gesunden Gehirn beseitigen sie biochemische Abfallprodukte, die sonst die

Hirnfunktion behindern würden. „Im Alter schaffen die Mikrogliazellen es nicht mehr, ihre Aufgabe zu bewältigen und der Abfall häuft sich", erklärt Poulose. Zugleich würden die Mikrogliazellen hyperaktiv und anfangen, gesunde Zellen im Gehirn zu zerstören. Beerenextrakte können diesen Mechanismus womöglich stoppen. In Kulturen von alternden Mäusehirnzellen blockierten sie ein Protein, das das selbstzerstörerische Programm befeuert.

Die blauen Farbstoffe der Blaubeeren, Anthozyane genannt, wirken sich in Form von täglich getrunkenem Saft nicht nur positiv auf die Gedächtnisleistung älterer Menschen aus. Wie jetzt festgestellt wurde, hemmen sie auch die Monoaminooxidasen (MAO) A und B. Diese beiden Enzyme spielen im Gehirnstoffwechsel eine wichtige Rolle. So zählen MAO-Hemmstoffe seit Langem zu den bewährten Medikamenten in der Behandlung von Parkinson und Depressionen, da sie den Abbau der Botenstoffe Serotonin und Dopamin verzögern. Zwar erreichen die Beerenfarbstoffe nicht die Wirkstärke der handelsüblichen Arzneimittel, dennoch ist es vorstellbar, dass auch ihre Einnahme mit der Nahrung gesundheitliche Vorteile bietet. Gegenwärtig ist noch unklar, welche Mengen an Beeren täglich zu essen sind, um eine messbare Hemmung von MAO A und B herbeizuführen. Besonders reich an Anthozyanen sind Heidelbeeren, Holunderbeeren sowie Weintrauben.

Traditionelle Chinesische Medizin

Die Traditionelle Chinesische Medizin (TCM) besteht nicht nur aus Akupunktur und Akupressur. Zu den therapeutischen Verfahren zählt vor allem auch die Arzneimitteltherapie, in der Präparate aus Pflanzen, Mineralien, aber auch Tieren eingesetzt werden. In Europa beschränkt sie sich meist auf die Phytotherapie, also die Verwendung pflanzlicher Wirkstoffe aus kontrolliertem Anbau. Diese werden in der Regel in Rezepturen von 10 bis 12, manchmal

!

Zur TCM zählt vor allem die Arzneimitteltherapie.

auch 20 Kräutern verordnet, die sich in ihrer Wirkung ergänzen sollen. Auf der ganzen Welt versuchen Wissenschaftler die Geheimnisse der Kräuter zu ergründen und suchen bei der TCM auch nach Wirkstoffen für neue Medikamente gegen Erkrankungen wie Alzheimer. Rund drei Viertel der pflanzlichen Wirkstoffe, die heute als Einzelstoffe in Gebrauch sind, stammen aus der Volksmedizin verschiedener Völker. Etwa 6000 Heilpflanzen kennt die TCM. Davon sind längst nicht alle erforscht. Denn weltweit haben Wissenschaftler erst circa 5000 der schätzungsweise insgesamt 250.000 bekannten Pflanzenarten erschöpfend auf ihre medizinische Heilkraft abgeklopft. Dabei zeigt sich, dass Einzelwirkstoffe oft weniger wirksam sind als das gesamte Heilkraut.

Traditionelle chinesische Acetylcholinesterase-Hemmer

Als aussichtsreicher Arzneistoffkandidat gegen Demenz gilt der chinesische Naturstoff Huperzin A. Er stammt aus der Pflanze Huperzia serrata, einem Bärlappgewächs und hemmt hoch spezifisch die Acetylcholinesterase – ähnlich dem bereits vorgestellten konventionellen Medikament (siehe Seite 33). Seine Wirkungen sind bereits gut untersucht: Er schützt die Zellen beispielsweise vor β-Amyloid-Peptiden und Glutamat, drosselt die Bildung von Eiweißsubstanzen, die zum programmierten Zelltod führen, und kurbelt die Produktion des Nervenwachstumsfaktors und seiner Rezeptoren an. Damit werden die kognitiven Funktionen, Verhaltensstörungen und der Gesundheitszustand insgesamt verbessert. Im Gegensatz zu den bereits vorhandenen Medikamenten kann Huperzin A besser ein- und aufgenommen werden und die Blut-Hirn-Schranke besser überwinden. Die Nebenwirkungen scheinen gering zu sein, sodass der Naturstoff eine gut verträgliche Alternative bei Demenzerkrankungen darstellen könnte.

In China ist der Wirkstoff bereits zur Behandlung von Alzheimer-Patienten zugelassen, in den USA ist er immerhin als Nahrungsergänzungsmittel im Handel, auch in Kombination mit

!

Der Naturstoff Huperzin A könnte eine gut verträgliche Alternative zu konventionellen Demenzmitteln sein.

Ginkgo-Extrakt. Dort wird Huperzin A derzeit auch als Medikament getestet. Große, umfassende klinische Studien nach unserem Standard fehlen bislang noch.

Im Rahmen des internationalen Forschungsprojekts Eurasia-Pacific-Uninet untersucht seit 2008 ein Pharmazeutenteam der Universität Graz weitere Heilpflanzen aus der TCM auf ihre Wirkung gegen Demenz. Die Wissenschaftler vermuten, dass sie bei den chinesischen Naturheilstoffen ebenfalls fündig werden und dass diese in der Erforschung von Acetylcholinesterase-Hemmern eine maßgebliche Rolle spielen könnten – ähnlich wie der aus Schneeglöckchen gewonnene Naturstoff Galantamin, der bereits als Arzneimittel zugelassen ist (siehe Seite 34 im Kapitel „Demenz vom Alzheimer-Typ").

Eine Orchidee gegen vaskuläre Demenz

Auch bei Demenz infolge eines Schlaganfalls (vaskuläre Demenz) hofft man auf ein Medikament aus der chinesischen Medizin. Laut einer klinischen Studie an der Beijing Universität soll es nebenwirkungsärmer sein als das aktuelle konventionelle Präparat. Das Heilmittel wird aus der Knolle der Orchideenart Gastrodia elata und sechs weiteren Pflanzen gewonnen und wird in China bereits seit etwa 100 n. Chr. gegen Schwindel, Kopfschmerzen und Schlaganfall eingesetzt. Das Kombipräparat erhöhte die geistige Leistungsfähigkeit deutlich. Das belegt die Studie, in der 120 Schlaganfall-Patienten über einen Zeitraum von drei Monaten untersucht wurden. Alle litten unter leichter oder mittelschwerer vaskulärer Demenz. 70 Betroffene erhielten die pflanzliche Substanz, die übrigen Teilnehmer wurden mit einem konventionellen Präparat behandelt. Als man am Ende der Studie die geistige Leistungsfähigkeit und das Verhalten der Patienten beider Gruppen testete, fand man, dass diejenige Gruppe, die mit dem pflanzlichen Präparat behandelt wurde, in etwa die gleichen Ergebnisse hatte wie die Kontrollgruppe, die das konventionelle Medika-

!

Eine Studie belegt: Das Pflanzenheilmittel ist genauso wirksam wie ein konventionelles Präparat.

ment erhalten hatte. Der Vorteil des pflanzlichen Präparats waren die seltener auftretenden Nebenwirkungen.

Ungewöhnliche Therapien aus dem Regenwald

Regenwälder sind die größte Apotheke der Welt, denn in diesem ungeheuer artenreichen Lebensraum wachsen unzählige Pflanzen mit vielfältigen Heilwirkungen. Pharmakologen sind dabei, diese wertvollen Schätze zu heben, und forschen an Hunderttausenden von Pflanzenextrakten. Einige davon sind auch für die Behandlung von Demenzkranken wertvoll.

Marco gegen Alzheimer und Parkinson

Marco oder Markhu ist die südamerikanische Bezeichnung für Ambrosia peruviana, eine 50 bis 100 Zentimeter hohe Staude, die am Rande des Regenwaldes wächst, häufig an feuchten und schlammigen Flussufern in den Küstengebieten des Amazonas und den Andentälern. Zu Heilzwecken wird der ganze oberirdische Teil der Pflanze verwendet.

Indigene Völker sollen sie immer mit sich führen und zum Heilen verschiedener Krankheiten verwenden: als „soasadas" – das sind eingebackene Blätter – vorbereitet, als Salbe bei Rheuma oder in Form von keimtötenden und krampflösenden Mitteln. Allerdings sollen die Pollen Asthmaanfälle und Heuschnupfen und eventuell Lichtempfindlichkeit verursachen.

In der Naturheilkunde ist eine Verwendung als Mittel gegen Magen- und Kopfschmerzen, Nervenbeschwerden sowie Hysterie belegt. Neueste Forschungen zeigen eine vielversprechende Verwendung unter anderem bei Multipler Sklerose, Parkinson und Alzheimer. Erhältlich ist Marco über die Firma Oroverde (www.oroverde.cz).

Achtung Aufgrund der nicht unbeträchtlichen Nebenwirkungen sollte man das Kraut nicht ohne ärztlichen Rat anwenden.

Passionsblume gegen Angstzustände und Depressionen

Die Passionsblume (Passiflora) gehört mit über 500 Arten zu einer großen Gattung im tropischen Regenwald. Meist handelt es sich um Kletterpflanzen, selten auch um immergrüne Sträucher mit sehr schönen, großen Blüten. Als Medizinpflanze dient Passiflora incarnata. Sie wird bis zu 10 Meter hoch und wächst inzwischen auch in den südöstlichen USA, den Bermudas und im tropischen Asien.

!

Die Blätter der Passionsblume helfen bei Unruhe.

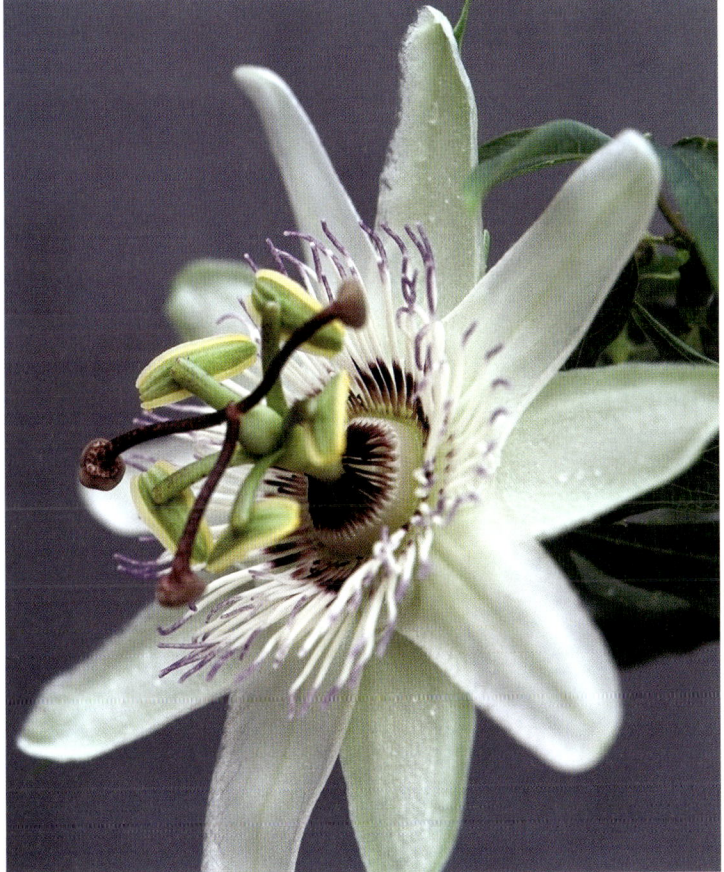

Die Inhaltsstoffe der Blätter senken die motorische Aktivität und werden folglich bei nervösen Unruhezuständen empfohlen.

!

Die Passionsblume kommt u. a. bei Unruhezuständen zum Einsatz.

Die Inhaltsstoffe der Blätter sind motilitätshemmend, das heißt, sie senken die motorische Aktivität und werden folglich bei nervösen Unruhezuständen, Reizbarkeit oder Angstzuständen sowie damit zusammenhängenden Rückenschmerzen, Verspannungen, Schlafstörungen, Herz-, Magen- und Darmbeschwerden empfohlen. Außerdem wendet man sie bei depressiver Verstimmung und Hysterie an. Auch über eine schmerzstillende und schlaffördernde Wirkung wird berichtet. Nebenwirkungen und Gegenanzeigen sind ebenso wenig bekannt wie Wechselwirkungen mit anderen Substanzen.

Aus den frischen oder getrockneten Blättern und Stängeln kann man einen Tee zubereiten. Bei uns erhält man auch entsprechende Fertigarzneien. Dazu kommen viele Kombinationspräparate, teilweise auch in Form von Saft. So werden die Blätter der Passionsblume etwa mit Baldrian, Johanniskraut, Hopfen, Melisse oder Weißdorn gemischt. Interessanterweise verstärkt die Passionsblume in einer Dreierkombination (Passionsblume, Johanniskraut und Baldrian) die Wirkung des Johanniskrauts, wodurch eine niedrigere Dosis davon verwendet werden kann.

Lapacho-Tee gegen Parkinson

Tawari (Tabebuia chrysantha oder serratifolia oder avellanedae) gehört zu den Trompetenbaumgewächsen. Den hochgewachsenen Baum findet man in manchen Bereichen der südamerikanischen Regenwälder. Die englische Bezeichnung ist Lapacho. Indigene Völker und vor langer Zeit auch die Inkas nutzten ihn gegen zahlreiche Leiden.

Zu Heilzwecken wird nur die innere Rinde des Baumes, der Bast, verwendet. Sie fällt quasi als Abfallprodukt bei der Holzgewinnung an. Dadurch kann der Tee zu niedrigen Preisen angeboten werden. Erntet man nur die Rinde, wächst sie relativ schnell wieder nach. Der Bast wirkt beruhigend, blutdrucksenkend, harntreibend und mindert Blähungen.

Lapacho wirkt sich in vielfältiger Weise auf die Gesundheit aus. Bereits der regelmäßige Genuss des Lapacho-Tees soll das Immunsystem stärken. Für diese Wirkung werden Substanzen der Stoffgruppe der Chinone verantwortlich gemacht, die zu den sekundären Pflanzenstoffen zählen. Sie sollen schon in Mengen, die in einem normalen Aufguss enthalten sind, die körpereigenen Abwehrkräfte stärken. Der Tee enthält kein Koffein und weniger Gerbstoffe als andere Tees. Dadurch schmeckt er angenehm mild. Tawari hat weltweit Bedeutung als pflanzliches Heilmittel erlangt und soll auch den Verlauf der Parkinsonkrankheit günstig beeinflussen.

! Lapacho soll Parkinson günstig beeinflussen.

Lapacho-Tee richtig zubereiten
Vermischen Sie 2 Esslöffel getrocknete Rinde mit 1 Liter Wasser, 20 bis 25 Minuten kochen lassen. Abkühlen lassen, durch ein Teesieb abgießen und den Tee heiß trinken.
Die tschechische Firma Oroverde vertreibt den getrockneten, gemahlenen Bast der Tawari-Pflanze. Vorsicht ist jedoch angebracht, da Lapacho bei empfindlichen Personen eine Allergie auslösen kann. Vor Überdosierung und einer längeren Anwendung als sechs Wochen wird gewarnt.

Vielfältige Heilwirkungen: brasilianischer Ginseng
Der Brasilianische Ginseng (Pfaffia paniculata) ist ein großer, tropischer Strauch, der zur Familie der Fuchsschwanzgewächse (Amaranthaceae) gehört und aus dem Amazonasbecken und den tropischen Teilen von Brasilien, Ecuador, Panama, Paraguay, Peru und Venezuela stammt. Man nennt ihn auch Suma, Pfaffia oder „Para toda" („Für alles").

Die medizinischen Wirkungen sind zahlreich: So nimmt man die Wurzel zum einen ganz allgemein zur Stärkung, sie beruhigt jedoch auch bei Stress und Müdigkeit. Sie fördert die Blutzirkulation, stimuliert das Immunsystem und hat entzündungshemmende Effekte, enthält antioxidative Inhaltsstoffe und stärkt das Herz. Außerdem scheint sie normalisierend auf das Zentralnervensystem zu wirken und den Cholesterinspiegel zu senken. Die Einheimischen verwenden sie aufgrund ihrer stimulierenden und zugleich nervenberuhigenden Wirkung.

Pfaffia-Tee soll normalisierend auf das Zentralnervensystem wirken und gleichzeitig das Immunsystem stimulieren.

Pfaffia-Tee richtig zubereiten
Rühren Sie einen Teelöffel der getrockneten und pulverisierten Wurzel in 250 Milliliter Wasser oder Saft und lassen Sie die Mischung ungefähr 15 Minuten kochen, dann durch ein Teesieb abgießen. Zwei- bis dreimal am Tag davon trinken. Bezugsadressen für den Tee finden Sie im Internet.

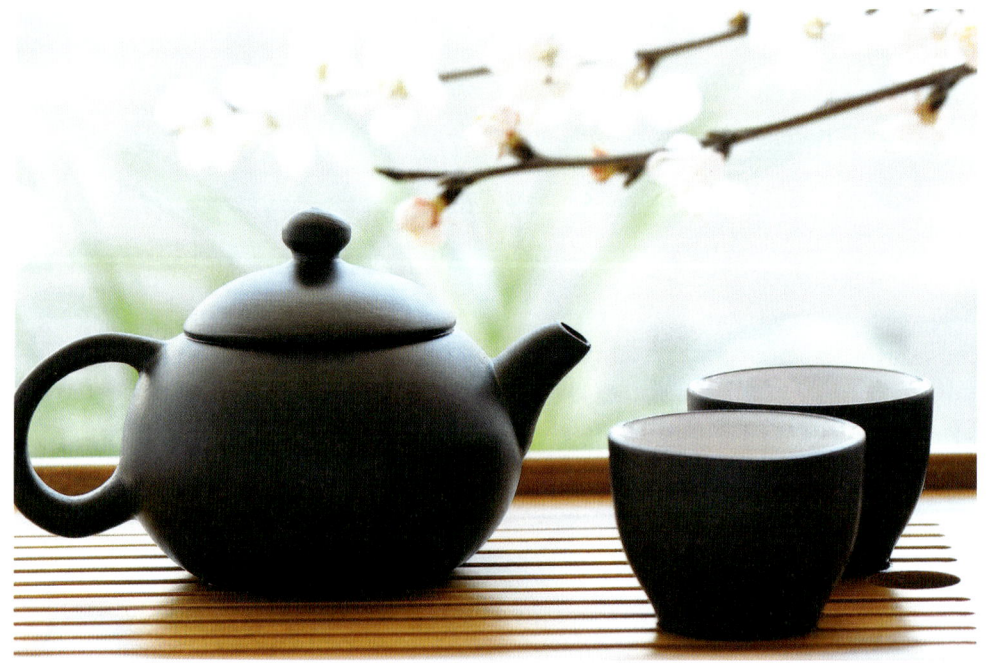

Die Samtbohne: natürliches L-Dopa

Bei der Samt- oder Juckbohne (Mucuna pruriens oder Mucuna deeringiana) handelt es sich um eine Hülsenfrucht, auf deren Schoten feine samtene Härchen wachsen. Sie wird auch als Bengal- oder Florida-Bohne bezeichnet und ist in Regenwäldern und generell in tropischen Wäldern der ganzen Erde verbreitet.

Aus den Bohnen wird natürliches L-Dopa gewonnen, das man als Anti-Parkinsonmittel erfolgreich einsetzt. Auch in der ayurvedischen Medizin wird die Samtbohne (dort als Atmagupta bezeichnet) in Form eines standardisierten Extrakts eingesetzt. Bei uns erhält man das Bohnenpulver im Internet als Nahrungsergänzung sogar in Bioqualität. Angeblich wurde es bereits vor 4500 Jahren in dieser Form verwendet. Der Mucuna-pruriens-Extrakt soll sogar zwei- bis dreimal höherwertiger sein beziehungsweise schneller und länger wirken als künstlich hergestelltes L-Dopa. Auch die Nebenwirkungen sollen damit wegfallen. Die Vorstufe von Dopamin ist in allen Teilen der Juckbohne vorhanden. In Indien, der Heimat des Ayurveda, gibt es das aus Juckbohnenextrakt gewonnene Medikament Zandopa. Dort werden bis zu 15 Gramm getrocknete und pulverisierte Samen zu Pulver gemahlen und über den Tag verteilt gegessen. Noch besser soll das Ganze mit Zucker und Milch wirken und wenn man Grünen Tee dazu trinkt.

Nimmt man gleichzeitig einen Extrakt aus dem Heilkraut Erd-Burzeldorn (Tribulus terrestris) zu sich, soll sich die Menge von L-Dopa, die in das Gehirn gelangt, erhöhen. Das liegt daran, dass der Erd-Burzeldorn einen leichten Hemmstoff des Enzyms Monoaminooxidase (MAO) enthält; dieses Enzym baut Dopamin ab. Auch dies soll ayurvedischen Medizinern seit mehr als 1000 Jahren bekannt sein. Außerdem regt der Mucuna-Extrakt die Ausscheidung des Wachstumshormons HGH im Gehirn an. Das bewirkt nicht nur eine Anti-Aging-Wirkung, sondern auch eine Zunahme an Muskelmasse und eine Reduktion von Übergewicht.

> **!**
>
> Der Mucuna-pruriens-Extrakt soll zwei- bis dreimal schneller und länger wirken als künstlich hergestelltes L-Dopa.

Überdies steigert das Hormon angeblich Ausdauer und Wohlbefinden.

Es gibt auch Berichte, wonach Mucuna-Bohnen direkt angewendet werden. Dafür ließ man sie einen Tag in Wasser weichen, damit sie kaubar wurden. Auch kann man sie dann gut zerkleinern und in dieser Form Salaten, Joghurt und weiteren Speisen untermischen. Fünf Stück am Tag beseitigten die Beschwerden, die durch einen Dopaminmangel entstanden, möglicherweise genügen auch weniger.

Achtung Die Juckbohnen selbst sollten aufgrund ihrer gesundheitsschädlichen Inhaltsstoffe nur unter ärztlicher Aufsicht eingenommen werden. Wenn Sie die Juckbohne ausprobieren möchten, sollten Sie einen Arzt suchen, der neuen Therapieansätzen gegenüber aufgeschlossen ist.

Lichttherapie gegen Schlafstörungen

Demenzkranke leiden oft an Schlafstörungen beziehungsweise sie machen die Nacht zum Tag. Hier kann die Lichttherapie gute Dienste leisten. Dabei wird der Patient über einen bestimmten Zeitraum mit Licht von mindestens 2500 Lux bestrahlt. Die erwünschte Wirkung wird nur durch das vom Auge empfangene Licht erzeugt. Damit das Auge und die Haut nicht geschädigt werden, müssen aus dem Licht bestimmte UV-Anteile herausgefiltert werden. Dafür gibt es Speziallampen mit einer Helligkeit von 10.000 Lux. Lichtquellen, die nicht diesen Helligkeitsgrad aufweisen, sind unwirksam. Geräte, die man zu Hause nutzen kann, kosten zwischen 70 und 450 Euro. Sie können sie auch ausleihen, unter Umständen sogar vom Arzt.

Der Schlaf ist Bestandteil des biologischen Rhythmus. Schlafstörungen können als Fehlfunktionen der inneren Uhr betrachtet werden. Mithilfe der Lichttherapie versucht man die Abweichungen der inneren Uhr zu korrigieren. Die Patienten werden zu dem Zeitpunkt dem hellen Licht ausgesetzt, an dem Schlafen nicht erwünscht ist. Bei Demenzpatienten, die häufig unter einem unregelmäßigen Schlaf-Wach-Muster leiden, kann morgendliches Licht helfen, ihren Schlaf-Wach-Rhythmus an den normalen 24-Stunden-Tag anzupassen. Bei der Alzheimerkrankheit konnte die Lichttherapie erfolgreich eingesetzt werden.

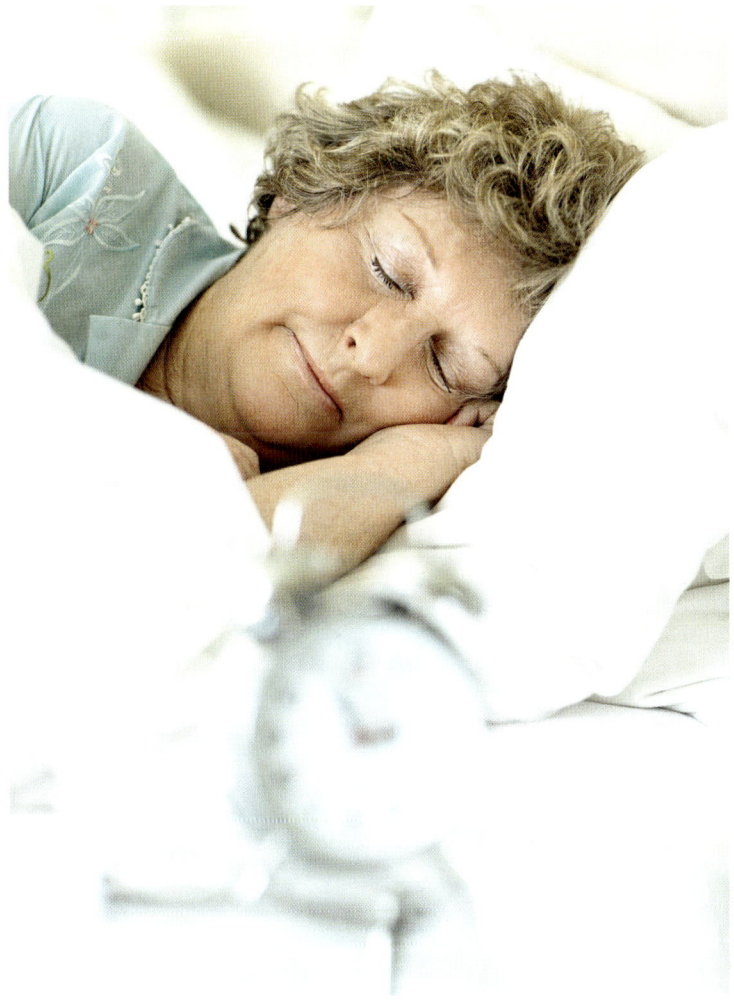

Die Lichttherapie hilft dabei, die innere Uhr wieder ins Lot zu bringen.

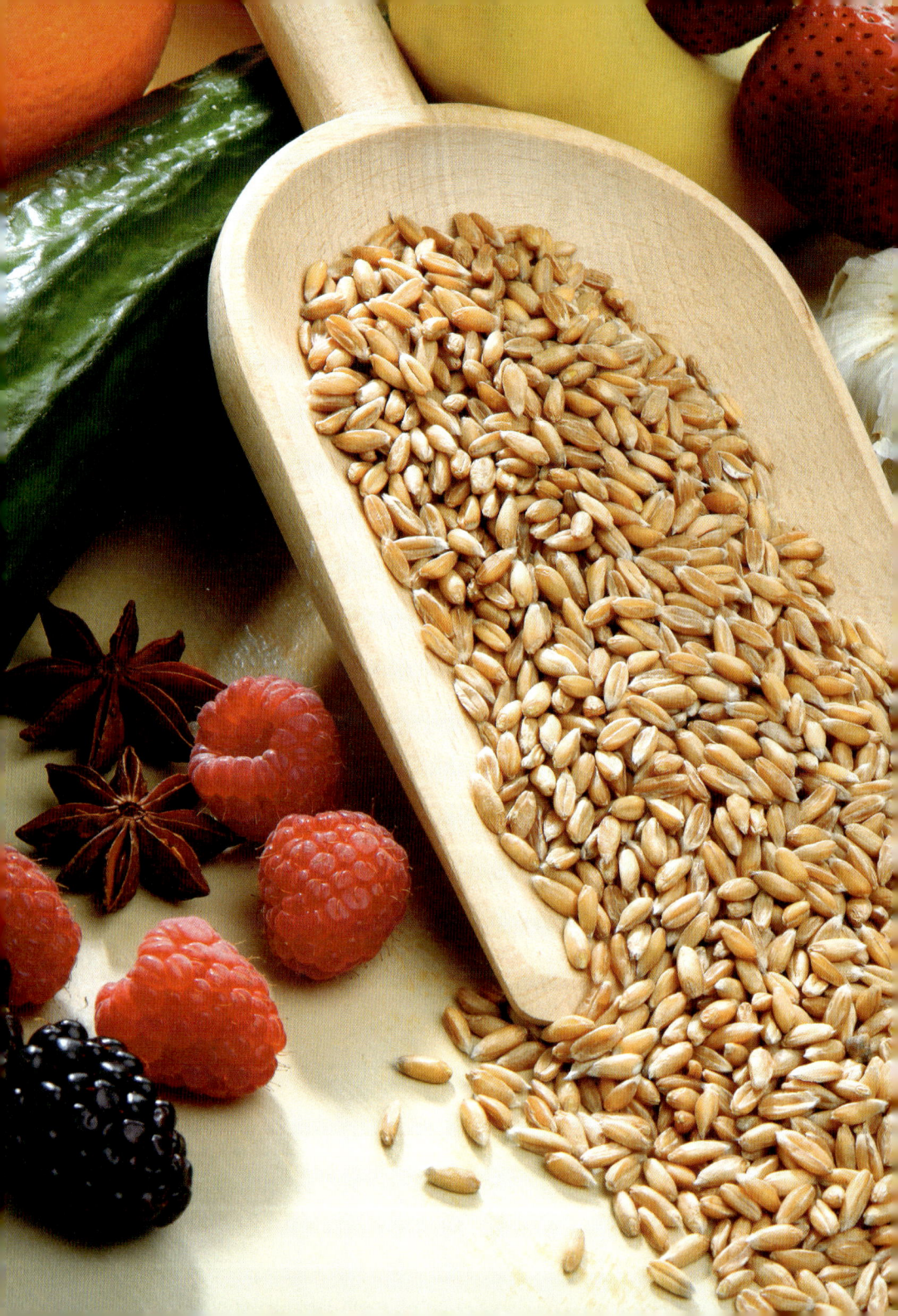

DAS DEMENZRISIKO MINIMIEREN

Ist die Demenz erst einmal voll ausgebildet, besteht kaum noch die Möglichkeit, dass man geistig wieder voll fit wird. An einer Impfung wird zwar gearbeitet, bis zu einer erfolgreichen Umsetzung wird es jedoch noch dauern. Allerdings gibt es überprüfte Strategien, um das Demenzrisiko zu senken. Im folgenden Kapitel habe ich alle wichtigen zusammengefasst.

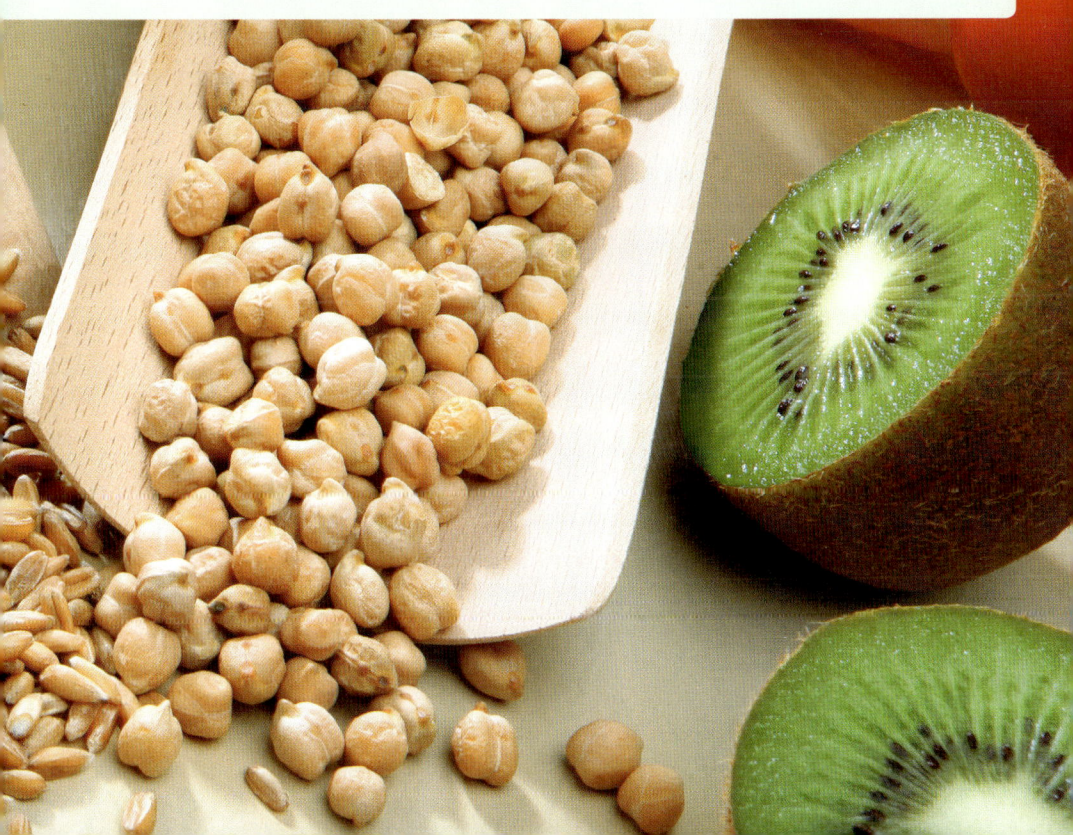

Auf einen gesunden Lebensstil achten

Eine Studie der Universität Münster zeigte, dass eine gesunde Lebensweise mit einem verminderten Demenzrisiko einhergeht. Im Rahmen der Untersuchung erhielten die 420 Teilnehmer zwischen 37 und 85 Jahren je fünf Punkte für einen Teilaspekt gesunder Lebensführung (Ernährung, Rauchen, Alkoholkonsum, Sport/Bewegung, Gewicht, gemessen über den Body-Mass-Index). Ein Demenztest und standardisierte verbale Merk- und Lernfähigkeitstests zeigten, dass die Gedächtnisleistung – unabhängig von Alter und Bildung – umso besser war, je höher die Punktzahl des Lebensstils lag. Aus diesem Ergebnis lassen sich folgende Empfehlungen ableiten:

!

Wer gesund lebt, vermindert sein Demenzrisiko.

Beugen Sie Kreislauferkrankungen vor oder lassen Sie sie behandeln

Bluthochdruck ist einer der wichtigsten Risikofaktoren für vaskuläre Demenz und auch für Alzheimer. Den Blutdruck können Sie zum Beispiel durch mehr Sport senken. Falls nötig, sollten Sie auch Ihren Alkoholkonsum einschränken. Genügen diese Vorbeugungsmaßnahmen nicht, müssen Sie blutdrucksenkende Medikamente einnehmen. Im Ruhezustand darf der Blutdruck nicht höher sein als 140/90 mm Hg. Ab einem Alter von 35 Jahren sollte der Blutdruck bei jedem Arztbesuch kontrolliert werden.

!

Bluthochdruck ist ein wichtiger Risikofaktor für Demenz.

Halten Sie Ihre Blutfettwerte im Normbereich

Auch den Risikofaktor erhöhte Blutfettwerte können Sie durch eine gesunde Lebensweise mit ausgewogener Ernährung, Sport und Gewichtskontrolle positiv beeinflussen. Das Gesamtcholesterin sollte unter 240 mg/dl und das „gute" Cholesterin HDL (Eselsbrücke: „Hab dich lieb") über 55 mg/dl liegen. Letzteres wirkt schützend auf das Herz-Kreislauf-System und kann bereits durch regelmäßiges körperliches Training um 4,6 Prozent erhöht werden. Auch die Verklumpungsneigung des Blutes nimmt dadurch ab und das „böse" LDL-Cholesterin (Eselsbrücke „Lass das lieber") bleibt weniger lange in den Gefäßen. Der LDL-Wert sollte unter 130 mg/dl liegen. Eine fett- und cholesterinarme Ernährung kann diesen Wert um etwa 11 Prozent senken. Können Sie diese Werte nicht erreichen, muss mit Medikamenten nachgeholfen werden, ebenso bei erhöhten Triglyzeridwerten (über 200 ml/dl). Hier kann ein Arzt sogenannte Lipidsenker verschreiben. Unter ihnen sind die sogenannten Statine besonders zu empfehlen, da sie gleichzeitig noch das Alzheimer-Risiko senken und sogar dessen Fortschreiten bremsen können.

Integrieren Sie Bewegung in den Alltag

Zahlreiche Studien kamen zu dem Ergebnis, dass körperliche Aktivität zu einem um 30 bis 50 Prozent geringeren Risiko führt, kognitive Leistungseinbußen zu entwickeln oder sogar eine Demenz auszubilden. Schon drei- bis fünfmal pro Woche etwa 30 bis 40 Minuten Bewegung hilft dem Organismus. Damit können Sie den Blutdruck um 4 bis 9 mm Hg senken. Auch auf das Gefäßsystem im Gehirn wirkt sich Bewegung aus. Ausdauersportarten wie Schwimmen, Radfahren, Gymnastik, Joggen, Skilanglauf, Kegeln, Golf, Reiten und Tanzen sind ebenfalls ideal. Letzteres ist darüber hinaus ein gutes Gedächtnistraining, da man sich die mehr oder weniger komplizierten Schrittfolgen merken muss. Je früher Sie mit einem Training beginnen, desto besser. Sie schulen damit die Koordinationsfähigkeit, regen den Kreislauf an und Ihr Gehirn wird besser mit Sauerstoff versorgt. Bewegung sorgt also für mehr Blut, Sauerstoff und Nährstoffe für die Hirnzellen, womit die Aktivität im Gehirn zunimmt. Prof. Konrad Beyreuther meint dazu: „Ich empfehle Ihnen mindestens eine halbe Stunde intensive körperliche Bewegung pro Tag, mindestens jedoch, 5000 Schritte zu gehen. Kaufen Sie sich einen Schrittzähler!" Er betont auch, dass die Kombination von Musik und Bewegung

!

Körperliche Aktivität hält nachgewiesenermaßen geistig fit.

Nervenzellen wachsen lässt. Sie bewegt das Gehirn und aktiviert dessen Hör-, Planungs- und Gefühlszentrum.

Entwickeln Sie soziales Engagement

Soziales Engagement trägt, wie übrigens auch andere geistige Aktivitäten wie der Besuch kultureller Veranstaltungen oder Reisen, zur Aktivierung von Leistungsreserven bei. Suchen Sie sich ein Ehrenamt oder eine andere Möglichkeit, sich für das Gemeinwohl einzubringen.

Behalten Sie Ihr Körpergewicht im Blick

!

Ein erhöhtes Demenzrisiko ist ein gewichtiger Grund, endlich den Fettpölsterchen den Kampf anzusagen.

Menschen, die im mittleren Alter übergewichtig waren, haben ein 74 Prozent höheres Risiko, später an Demenz zu erkranken als Normalgewichtige. Auf das gesamte Leben gerechnet, liegt das Demenzrisiko von stark Übergewichtigen 35 Prozent höher. Das ergab die Datenauswertung von 10.000 amerikanischen Männern und Frauen aus drei Jahrzehnten, die das amerikanische National Institute of Health (NIH) durchführte. Besonders negativ wirken sich die überflüssigen Pfunde auf das Demenzrisiko von Frauen aus. Für fettleibige Frauen steige das Risiko sogar um 200 Prozent, so die Studienleiterin Rachel Whitmer. Die Forscher sehen zwei mögliche Erklärungen für das erhöhte Demenzrisiko durch Übergewicht: Das überschüssige Körperfett wirkt entweder direkt auf das Gehirn. Oder Erkrankungen, die vom Übergewicht begünstigt werden, ziehen die grauen Zellen in Mitleidenschaft, etwa Diabetes oder Herz-Kreislauf-Krankheiten. Für Normalgewichtige stellen diese Erkrankungen kein höheres Demenzrisiko dar.

Falls Sie also zu viel Gewicht auf die Waage bringen, haben Sie nun einen gewichtigen Grund mehr zum Abspecken.

Lassen Sie eine Depression frühzeitig behandeln

Zu den Risikofaktoren für die Entwicklung einer Demenz zählen auch Depressionen, wobei das Risiko mit der Stärke der Depression steigt. Eine Depression kann einer Demenz vorausgehen und tritt gehäuft im Frühstadium auf. Wenn Sie bei sich also depressive Störungen feststellen, scheuen Sie sich nicht, den Arzt aufzusuchen und psychologische Hilfe in Anspruch zu nehmen.

Eine Alzheimerkrankheit lässt sich heute zwar früh diagnostizieren, eine Möglichkeit, die Ursachen medikamentös zu behandeln, gibt es aber noch nicht. Eine psychologische Betreuung ist jedoch sinnvoll. Die zunehmenden kognitiven Beeinträchtigungen, lange bevor das Stadium der Hilflosigkeit und Pflegebedürftigkeit erreicht wird, lässt viele Patienten schnell resignieren. Die Angst vor dem geistigen Verfall und dem Verlust der Selbstständigkeit führt bereits im Frühstadium von Alzheimer sehr häufig zu depressiven Störungen. Die Patienten ziehen sich oft zurück und versuchen, so lange wie möglich allein zurechtzukommen. Dieser Rückzug führt zu zusätzlichen depressiven Störungen bei über 80 Prozent der Betroffenen.

Wenn die psychologische Betreuung frühzeitig einsetzt, sind die Depressionen mit relativ geringem Aufwand gut zu behandeln. Das ist umso wichtiger, als demente Patienten, die zusätzlich an einer Depression erkranken, funktionell bedeutend stärker eingeschränkt sind als vergleichbare Demenzkranke ohne Depression. Durch die Maßnahmen zur Aktivierung der Patienten und die Behandlung der Depression verbessert sich die Lebensqualität ganz erheblich. Die Einweisung in ein Heim kann dadurch oft um ein bis zwei Jahre verzögert werden.

!

Depressive Menschen haben ein höheres Demenzrisiko.

!

Wenn die psychologische Betreuung frühzeitig einsetzt, sind die Depressionen gut zu behandeln.

Rauchen Sie nicht

Starke Raucher erkranken deutlich häufiger an einer vaskulären Demenz oder an Alzheimer als Nichtraucher. Wer im Alter von 50 bis 60 Jahren mehr als zwei Packungen Zigaretten am Tag benötigt, hat einer Studie in den „Archives of Internal Medicine" zufolge ein um mehr als das Doppelte erhöhtes Risiko. Die Daten, die Dr. Minna Rusanen von der Universität in Kuopio in Finn-

> **!**
>
> Ihr Demenzrisiko hängt unmittelbar von der Zahl der gerauchten Zigaretten ab.

land vorgestellt hat, lassen wenig Zweifel an der langfristigen Schädlichkeit des Rauchens für die kognitive Entwicklung im Alter zu. Die Forscher werteten hierzu die Daten zu 21.000 Mitgliedern eines kalifornischen Krankenversicherers aus, die in den Jahren 1978 bis 1985 im Rahmen einer Gesundheitsvorsorge Angaben zu ihren Rauchgewohnheiten gemacht hatten: Heute ist jeder Vierte an einer Demenz erkrankt, wobei das Risiko von der Zahl der gerauchten Zigaretten abhängig war. Es stieg bereits bei weniger als einer halben Packung am Tag um 8 Prozent an, eine halbe bis eine Schachtel erhöhten das Risiko um 34 Prozent.

Sollten Sie bis jetzt noch nicht überzeugt gewesen sein, das Rauchen aufzugeben – spätestens jetzt müsste es eigentlich „Klick" machen.

Lassen Sie Diabetes Typ 2 behandeln

> **!**
>
> Wer jahrelang unter Diabetes Typ 2 zu leiden hat, hat ein erhöhtes Risiko, seine mentalen Fähigkeiten einzubüßen.

Wer jahrelang unter Diabetes Typ 2 zu leiden hat, der hat im Alter auch ein erhöhtes Risiko, seine mentalen Fähigkeiten einzubüßen. Die Harvard Medical School bestätigte in einigen Studien die Theorie, dass die Zuckerkrankheit verantwortlich für den Rückgang geistiger Vitalität ist. Dabei spielt die Dauer der Erkrankung durchaus eine Rolle: Je länger man schon Diabetiker ist, desto höher die Einbuße mentaler Fitness. Warum das so ist, ist leider nicht klar: Einerseits werden durch den Diabetes die feinen Blutgefäße geschädigt, die für die Durchblutung unseres Denkapparates zuständig sind. Andererseits provoziert der erhöhte Insulinspiegel die Produktion von β-Amyloid-Protein, welches die Alzheimer-Demenz mit auslösen kann.

Vermeiden Sie Unzufriedenheit und Stress

Menschen, die mit ihrem Leben unzufrieden sind und sich gestresst fühlen, haben ein erhöhtes Demenzrisiko. Das ergab eine sechsjährige Studie an 506 älteren Menschen am Karolinska-Institut in Stockholm. 144 davon – die Unzufriedenen und obendrein Einsamen – erkrankten im Beobachtungszeitraum an Demenz. Dagegen ließen die geistigen Fähigkeiten am wenigsten bei denjenigen nach, die entspannt und mit ihrem Leben zufrieden und außerdem noch kontaktfreudig waren. Auffallend dabei: Auch wenn die Senioren sehr einsam lebten, aber gelassen und zufrieden waren, war ihr Demenzrisiko nur halb so groß wie bei anderen, die ebenfalls wenig Kontakt hatten, sich dabei aber unglücklich und gestresst fühlten.

„Frühere Studien haben bereits gezeigt, dass chronischer Stress auf bestimmte Hirnregionen wirkt und zu Demenz führen kann", erklärt Studienleiter Hui-Xin Wang. „Wir haben nun nachgewiesen, dass eine entspannte Persönlichkeit in Kombination mit einem aktiven sozialen Leben vor der Zerstörung der Gehirnfunktion bewahren kann." Vor diesem Hintergrund sollten Sie Ihr Leben und Ihre Einstellung dazu neu überdenken. Pflegen Sie soziale Beziehungen und versuchen Sie, die positiven Dinge im Leben zu sehen und sich nicht so leicht aus der Fassung und in Stress bringen zu lassen. Es lohnt sich!

Ein interessantes Phänomen möchte ich Ihnen nicht vorenthalten: Der amerikanische Forscher Robert Wilson von der Rush-Universität in Chicago untersuchte 1000 ältere Nonnen und Mönche. Sie erkrankten seltener an Alzheimer als der Durchschnitt, und zwar obwohl man nach dem Tod ebenfalls Plaques im Gehirn der Nonnen fand. Woran das liegt, ist nicht mit Sicherheit zu sagen. Ob nun das hohe Maß an Pflichtbewusstsein und Gewissenhaftigkeit hinter der geringen Tendenz zu Alzheimer steckt oder der geordnete Tagesablauf, die Achtsamkeit oder der Glaube kann bislang niemand sagen.

!

Knobeln, musizieren und tanzen Sie Ihr Demenzrisiko ganz einfach weg!

Training für die grauen Zellen

Die meisten Menschen leiden im Alter mehr oder weniger unter Gedächtnisproblemen. Schnelligkeit und Reaktionsvermögen im Denken werden geringer. Wenn wir älter werden, verarbeitet unser Gehirn neue Informationen eher oberflächlich und die Übermittlung von Daten aus dem Kurz- in das Langzeitgedächtnis dauert länger. Da das Gehirn bis ins hohe Alter aktiv und lernfähig ist, sollten Sie es täglich trainieren. Schon zehn Minuten Gehirntraining reichen aus, um die Konzentrationsfähigkeit deutlich zu verbessern und dem Gedächtnisverlust vorzubeugen. Allerdings: Das bloße Abfragen von Gedächtnisinhalten wie bei Kreuzworträtseln bringt nicht viel. Vielmehr sollten geistige Aktivitäten und Geselligkeit zusammenkommen. Damit erreicht man in der Regel messbare Erfolge. Fantasie, Kreativität und Humor fördern das Gehirn. Es kann auch schon reichen, wenn Sie Dinge intensivieren, die Ihnen bislang schon immer Spaß gemacht haben. Wenn Sie immer gerne gelesen haben, sollten Sie weiter schmökern, und wenn Sie gerne ins Theater gehen, auch dieses beibehalten. Neue Hobbys oder anregende Gespräche sind auf alle Fälle wirksamer, als vor dem Fernseher zu sitzen. Einfache Denkaufgaben, Wort- und Gedächtnisspiele helfen. Die Lektüre anspruchsvollerer Texte, Diskussionen mit anderen Menschen, das Lösen von kniffligen Rätseln oder Gesellschaftsspiele wie Memory, Scrabble, Skip-Bo und RUMMY machen nicht nur Spaß, sie trainieren das Gehirn – ebenso wie Musizieren und Tanzen übrigens. Schlecht ist es dagegen für Ihr Denkzentrum, wenn es über Jahre nicht gefordert wird oder Sie sich keinen neuen Situationen stellen müssen.

Studien zeigten, dass regelmäßige intellektuelle Aktivität das Risiko einer Alzheimerkrankheit senken oder aber ihren Verlauf verlangsamen kann. Auch wenn man bereits Schwierigkeiten hat, ist es trotzdem wichtig, seine gewohnten geistigen Aktivitäten beizubehalten oder besser noch zu intensivieren. Dadurch kann man erste Einbußen länger ausgleichen.

Leider kann man eine vorhandene Demenz nicht wegtrainieren; eine Verbesserung einzelner geistiger Fähigkeiten kann das gesamte geistige Leistungsniveau nicht anheben oder auch nur stabil halten. Mit anderen Worten: Die Fähigkeit des Gehirns, im Sudoku immer besser zu werden, hilft nicht dabei, sich Namen leichter merken zu können.

Dennoch wirkt sich ein Gehirnjogging nicht nur auf das Gedächtnis aus, sondern auch auf andere geistige Fähigkeiten, wie Konzentrationsfähigkeit, Aufmerksamkeit, Körperhaltung, logisches Denkvermögen und die Fähigkeit, sich auf neue Situationen einzustellen. So wird die Konzentration zum Beispiel durch spezielle Rätsel gefördert, bei denen die Lösungsworte mit gleichen Anfangsbuchstaben beginnen. Sogar Wortfindungsstörungen werden behandelt, indem man lernt, nicht gehetzt nach einem Namen oder Wort zu suchen, sondern erst einmal eine Denkpause einzulegen. Wenn man nicht mehr daran denkt, fällt einem das vermisste Wort möglicherweise wieder ein. Hilfreich sind auch tägliche Formulierungsübungen, zum Beispiel Sprichwörter, und Merktechniken wie das Bilden von Eselsbrücken zu Wörtern und Namen.

Eine Studie aus den USA zeigte, dass diejenigen Senioren, die einmal pro Woche musizierten, tanzten oder Denksportaufgaben lösten, ihr Demenzrisiko um 7 Prozent reduzierten; waren es elf aktive Tage pro Monat, sank das Risiko sogar um 63 Prozent. Wenn das kein Grund ist, sein Gehirn auf Trab zu halten!

!

Gehirntraining hilft dabei, sich auf neue Situationen einzustellen.

Sport hält gesund – und die Demenz vom Leib

!

Machen Sie
Alzheimer einen
Strich durch die
Rechnung und
treiben Sie
mehrmals in der
Woche Sport.

Wie effektiv gezielte sportliche Bewegung für die Gesundheit unseres Gehirns ist, wurde wissenschaftlich bewiesen. Eine Langzeitstudie aus Seattle in den USA mit mehr als 1700 Probanden über 65 Jahren ergab, dass sportliche Aktivität das Demenzrisiko erheblich senken kann. Die Teilnehmer, die maximal dreimal in der Woche Sport trieben, erkrankten in sechs Jahren zu 38 Prozent häufiger an Demenz als diejenigen, die öfter als dreimal in der Woche trainierten.

Anderen Studien zufolge nimmt das Risiko einer Demenzerkrankung umso mehr ab, je höher die Belastungsintensität der regelmäßigen Bewegung ist; wenig intensive Bewegungsarten wie Gehen sind also weniger effektiv als Radfahren, Laufen und Schwimmen (Letzteres mit der höchsten Belastung). Dies liegt daran, dass die Hirnfitness stark von einer guten Durchblutung abhängt – und die erreicht man am besten durch Sport. Vieles deutet auch darauf hin, dass intensive Bewegung die Neubildung von Hirngefäßen anregen kann. Dies wiederum könnte das Fortschreiten einer bestehenden Demenzkrankheit eventuell verlangsamen.

Aufgrund dieser Erkenntnisse bietet der Deutsche Olympische Sportbund mittlerweile diverse Ausbildungslehrgänge für Übungsleiter mit Schwerpunkt Demenz an. Damit haben jetzt auch Sportvereine die Möglichkeit, für Demenzkranke und ihre Angehörigen spezielle Kurse anzubieten.

Clever essen – damit die Demenz keine Chance hat

Als letzte Empfehlung in diesem Buch möchte ich Ihnen eine Ernährung ans Herz legen, die Sie lange geistig gesund erhalten kann. Keine Sorge, es ist gar nicht schwer, den täglichen Speiseplan so zu gestalten, dass er die optimale Vorbeugung vor Demenzkrankheiten bietet.

Äpfel

Der Spruch „An apple a day keeps the doctor away", „Ein Apfel am Tag hält den Arzt fern" ist so falsch nicht. Die knackige Frucht kann zwar nicht alle Krankheiten heilen, jedoch ergaben zwei amerikanische Laborversuche, dass frische Äpfel besonders wirkungsvoll freie Radikale bekämpfen. Diese aggressiven Teilchen werden als bedeutende Risikofaktoren für degenerative Gehirnerkrankungen wie Parkinson oder Alzheimer angesehen, da sie die Nervenzellen schädigen. Antioxidantien können sie unschädlich machen. In der Schale von Äpfeln und direkt darunter findet sich der Gerbstoff Querzetin, der sich als hilfreiches Antioxidans herausstellte. Er kommt vor allem in roten Apfelsorten vor. Wenn Sie sich beim Genuss von Apfelschalen nicht mit zusätzlichen Schadstoffen wie Pestiziden belasten möchten, sollten Sie Biofrüchte bevorzugen.

> **!**
> Rote Apfelsorten sind reich an Antioxidantien.

Fruchtsäfte

Eine Studie aus Nashville, USA, ergab, dass der dreimalige oder häufigere Genuss von Fruchtsäften pro Woche die Alzheimer-Rate um drei Viertel senkt! Dies stand in krassem Gegensatz zur Einnahme antioxidativer Vitamine (A, C, E) und selbst zum Teetrinken. Besonders wirkungsvoll sind dabei selbst gepresste Obstsäfte aus Biofrüchten, dann Bio-Obst- und -Gemüse- sowie Direktsäfte.

Grüner oder doch schwarzer Tee?

Ob nun der natürliche Tee (Grüntee) oder fermentierte Tee (Schwarztee) effektiver Alzheimer vorbeugen kann, ist umstritten. Der in grünem Tee (Camellia sinensis) enthaltene Gerbstoff EGCG soll die Bildung der für Alzheimer typischen Eiweißablagerungen (Amyloide) im Gehirn reduzieren. Dies bewiesen zwei Studien: eine amerikanische der Universität Tampa/Florida und eine japanische.

Eine andere Untersuchung mit 2500 Teetrinkern aus Singapur zeigte wiederum, dass Teetrinker – ganz gleich, ob es sich um schwarzen, halb fermentierten oder grünen Tee handelte – weniger unter Demenz litten als Nichtteetrinker. Der schützende Effekt war sogar bei schwarzem Tee stärker als bei grünem. Allerdings tranken die Anhänger des grünen Tees weniger Tee als die des schwarzen Tees. Das lässt den Schluss zu, dass es wohl eine andere Substanz als EGCG ist, die so positiv auf das Gehirn wirkt, denn diese Substanz wird bei der Fermentierung von grünem zu schwarzen Tee „umgebaut". Es handelt sich also eher um eine Verbindung, die in beiden Teevarianten vorkommt. Dazu kommt, dass offensichtlich auch die Menge des getrunkenen Tees eine Rolle spielt. Zusätzlich interessant ist, dass grüner Tee im Gehirn ein Enzym blockieren kann, das an der Entstehung von Alzheimer beteiligt ist.

Noch relativ neu ist die Erkenntnis, dass durch grünen Tee hormonelle Regulationskreise entdeckt wurden, die zur Reduzierung der Plaquebildung an Nervenzellen bei Alzheimer-Demenz führen. Außerdem senkt Grüntee erhöhte Cholesterinwerte (vor allem das „schlechte" LDL) und reduziert die Anlagerung von Sauerstoff an Körperfett. Beides trägt zu einer günstigen Wirkung gegen Herz-Kreislauf-Erkrankungen bei.

Fazit: Beide Tees – sowohl schwarzer oder auch grüner – scheinen das Risiko, an Alzheimer, Demenz oder Parkinson zu erkranken, zu verringern. Dafür sind allerdings über Jahre hinweg zwei

!

Machen Sie es sich zur Gewohnheit, täglich zwei bis vier Tassen grünen oder schwarzen Tee zu trinken.

bis vier Tassen Tee täglich erforderlich. Die Tees – insbesondere der Grüntee – bieten offensichtlich einen überaus gesunden Cocktail aus gesundheitsfördernden Inhaltsstoffen.

Grün- und Schwarztee richtig zubereiten

Schwarztee Pro Tasse ca. einen Teelöffel Tee mit kochendem Wasser überbrühen. Für eine anregende Wirkung maximal 3 Minuten ziehen lassen, für eine beruhigende Wirkung 4 bis 5 Minuten.

Grüntee Das Wasser zum Kochen bringen und ein paar Minuten auf 70 Grad abkühlen lassen. Pro Tasse ca. einen Teelöffel mit dem nicht mehr kochenden Wasser übergießen und 1,5 bis 3 Minuten ziehen lassen. Grüntee kann mehrmals aufgegossen werden, wobei die Ziehzeit jedes Mal verdoppelt werden sollte.

Tipps Gibt man etwas Zitronensaft in den Tee, werden die wertvollen Inhaltsstoffe nicht zerstört und das darin enthaltene Vitamin C sorgt dafür, dass sie besser aufgenommen werden. Das in Milch enthaltene Eiweiß verhindert dagegen die Aufnahme der Wirkstoffe, deshalb besser darauf verzichten.

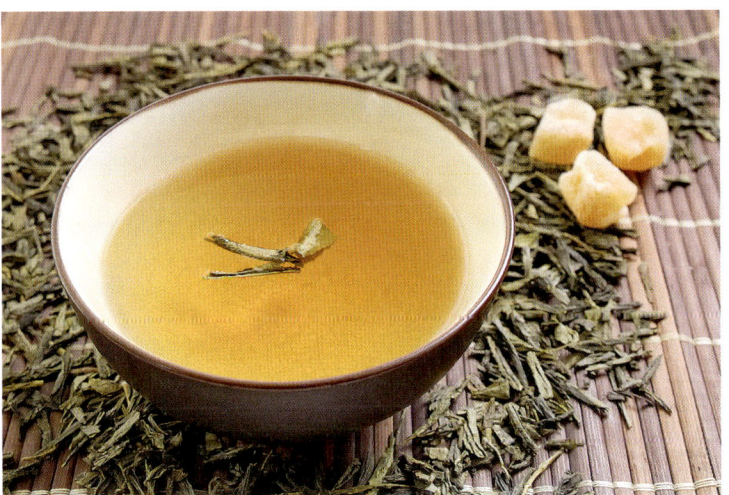

Eine Untersuchung mit 2500 Teetrinkern aus Singapur zeigte, dass Teetrinker weniger unter Demenz litten als Nichtteetrinker.

Kieselsäure hält geistig fit

Die Bezeichnung „Silizium" leitet sich vom lateinischen Wort „Silex" für Kiesel ab. Man findet es in der Natur nie in reiner Form, sondern immer in Verbindung mit Sauerstoff als Siliziumdioxid. Dessen Säure wird als Kieselsäure bezeichnet und in dieser Form finden Sie es in manchen Mineralwässern, wie z. B. der „Neuen Otto-Quelle". Silizium ist ein Spurenelement, damit ist gemeint, dass seine Konzentration im menschlichen Gewebe mit insgesamt nur ca. 1,4 Gramm sehr gering ist. Dennoch ist die Substanz in fast jeder Zelle vorhanden. Mit dem Alter nimmt der Siliziumgehalt im Körper jedoch ab.

!

Eine Studie ergab: Bei Frauen, die geistig fit waren, lag die tägliche Aufnahme an Kieselsäure höher.

Sogar einer Alzheimer-Demenz soll eine erhöhte Zufuhr von Kieselsäure über Mineralwasser vorbeugen. Zumindest konnte man das über einen entsprechenden Versuch von Dr. Sophie Gillette-Guyonnet und ihren Kollegen vom „Hôpital de Casselardit" in Toulouse an 7598 Teilnehmerinnen nachlesen. Untersucht wurde eigentlich Osteoporose. Deshalb notierte man auch genau den täglichen Wasserkonsum (Trinkwasser gegenüber Mineralwasser) und den Mineraliengehalt der Getränke. Bei Frauen, die eine gute bis sehr gute geistige Funktion hatten, lag die tägliche Aufnahme an Kieselsäure deutlich höher, so berichteten die Forscher im American Journal of Clinical Nutrition. In einer zweiten Studie wurden dann die Frauen aus Toulouse mit normalen bzw. höheren geistigen Leistungen sieben Jahre lang nachbeobachtet. In dieser Zeit entwickelten 60 von ihnen eine Alzheimer-Demenz, 323 blieben geistig gesund. Die Erkrankten nahmen dabei 2,7-mal weniger Silizium auf als die Gesunden. Die Forscher vermuten, dass Kieselsäure ein natürlicher Gegenspieler von Aluminium ist, und dieses Mineral spielt vermutlich bei der Entstehung von Plaques im Gehirn eine Rolle.

Ob man nun anstelle von normalem Leitungswasser Mineralwasser trinken sollte, sei dahingestellt. Wenn man aber schon Mineralwasser vorzieht, sollte es besser kieselsäurereich sein.

An B-Vitaminen sollte kein Mangel herrschen

Skandinavische Forscher haben in cincr siebenjährigen Studie mit 271 älteren Probanden den Zusammenhang zwischen B-Vitaminspiegel, Homocystein und Alzheimer-Demenz untersucht: Jedes µmol/l Homocystein erhöht das Risiko für Alzheimer-Demenz um 16 Prozent, dagegen reduziert jedes pmol/l Holotranscobalamin das Risiko um 2 Prozent. Letzteres ist ein Marker für aktives, für den Stoffwechsel verfügbares Vitamin B_{12}.

Deshalb ist es so wichtig, den Homocysteinspiegel zu reduzieren (siehe Kapitel „Weitere alternative Therapien" auf Seite 101), und dafür zu sorgen, dass Sie ausreichend Vitamin B_6, Folsäure und B_{12} zu sich nehmen. Hat man bereits Alzheimer, so helfen nur noch hoch dosierte verschreibungspflichtige Präparate. Aber vorbeugend hilft es durchaus, wenn man darauf achtet, an diesen Vitaminen keinen Mangel zu bekommen:

Vitamin B_6

Vitamin B_6 (Pyridoxin) ist Bestandteil von rund 100 verschiedenen Enzymsystemen. In dieser Funktion spielt es auch eine Rolle bei der Erregungsleitung der Nerven, also der Weiterleitung von Nervenimpulsen. Risikogruppen für einen Mangel sind zum Beispiel ältere Menschen, die nur wenig essen, und Personen, die häufig Abmagerungsdiäten machen.

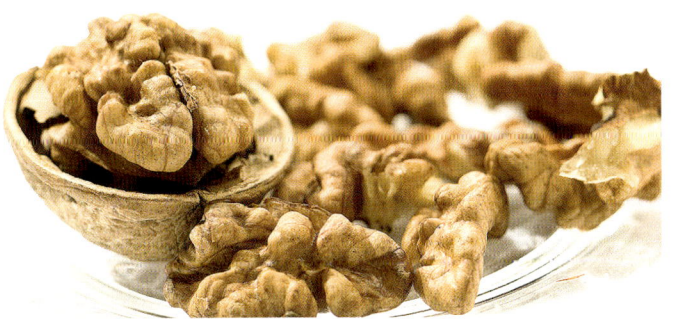

Walnüsse enthalten viel Vitamin B_6.

!

Der Tagesbedarf an Vitamin B_6 liegt für Erwachsene bei 1,2 mg (Frauen) bzw. 1,6 mg (Männer).

Sollte der seltene Fall eines Vitamin-B_6-Mangels auftreten, so äußert sich das auch in Form von Appetitlosigkeit, Erbrechen, Blutarmut, gesteigerter Erregbarkeit und Krampfzuständen. Depressionen treten auf, da Vitamin B_6 für die Biokatalysatoren (Enzyme) nicht zur Verfügung steht, die bestimmte Nervenüberträgerstoffe produzieren. Diese Form der Krankheit verschwindet, sobald Vitamin B_6 eingenommen wird.

Vitamin-B_6-Quellen: Etwa 1,5 mg davon finden Sie zum Beispiel in 34 g Bierhefe, 107 g Sojasprossen, 125 g Hummer, 150 g Sojabohnen, 153 g Lachs, 156 g Sardinen oder Hafer, 167 g Leinsamen, 171 g Rinderleber, 172 g Walnüssen, 187 g Hühnerleber, 190 g Sesam, 205 g Weizenkleie, 238 g Makrele und 250 g Sonnenblumenkernen.

Vitamin B_{12}

Um Mangelerscheinungen an Vitamin B_{12} (Cobalamin) zu vermeiden, benötigt man etwa 3 Mikrogramm (µg) täglich. Bei normaler Mischkost nimmt man etwa 2 bis 5 µg am Tag zu sich. Durch manche Krankheiten erhöht sich der Bedarf allerdings.

Wie viel Vitamin B_{12} der Körper aufnimmt, hängt stark von der Höhe der mit einer Mahlzeit aufgenommenen Einzeldosis ab. Je größer diese ist, umso geringer ist die Aufnahmerate. Deshalb können aus der in einer Mahlzeit vorhandenen Cobalaminmenge nur etwa maximal 1,5 µg aufgenommen werden. Folglich ist es günstiger, häufig kleine Vitamin-B_{12}-Mengen zuzuführen statt seltener große Portionen. Bei sehr hohen Dosen, wie sie in Medikamenten anzutreffen sind, kommt die freie Diffusion ins Spiel. Enthält ein Vitaminpräparat etwa 500 µg Cobalamin, gelangt dann unabhängig von den maximal 1,5 µg aktiv aufgenommenen Vitaminmengen auf jeden Fall 1 Prozent – in diesem Fall 5 µg – der Dosis frei in den Körper.

Vitamin-B_{12}-Quellen: Hohe Mengen an Cobalamin finden Sie zum Beispiel in Innereien und Herz von Kalb, Rind, Schwein sowie Lamm. Auch Seefische sind oft reich daran (siehe folgende Tabelle). Algen wie Spirulina und fermentierte Sojaprodukte sind dagegen keine geeigneten Vitamin-B_{12}-Quellen. Sie enthalten größtenteils unwirksame Varianten.

Durchschnittliche Vitamin-B_{12}-Gehalte verschiedener reichhaltiger Lebensmittel

100 g LEBENSMITTEL	µg VITAMIN B_{12}	100 g LEBENSMITTEL	µg VITAMIN B_{12}
Rinderleber	65	Rinderniere	33,4
Salz- oder Pökelhering	13	Kalbsherz, Ostseehering	11
Bückling	9,7	Makrele	9
Rindfleisch	5,0	Rotbarsch	3,8
Seelachs	3,5	Camembert (45 % F. i. Tr.)	3,1
Emmentaler, Lachs	3	Tilsiter	2,5

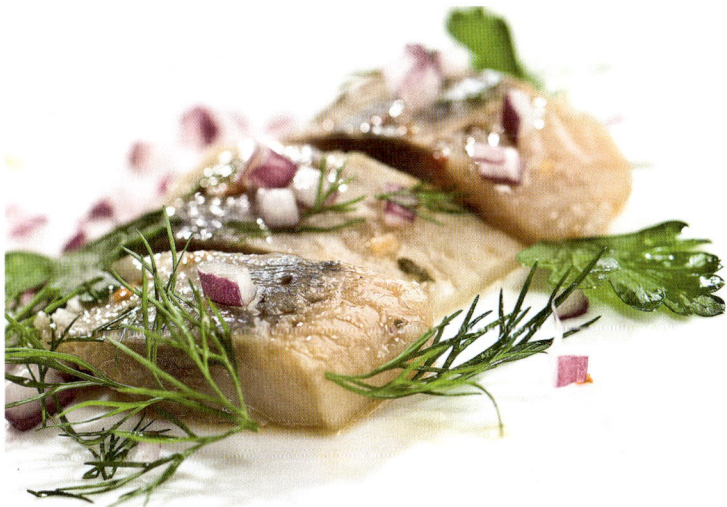

Hering enthält besonders viel Vitamin B_{12}.

!

Ballaststoffe besser
über Lebensmittel
und nicht über
Spezialprodukte
aufnehmen.

Ballaststoffe – alles andere als unnötiger Ballast

Ballaststoffe sind Bestandteile ausschließlich pflanzlicher Lebensmittel, die von den Enzymen unseres Verdauungstrakts nicht abgebaut werden können. Man findet sie vor allem in Getreide, Gemüse, Obst und Samen (Sesam, Sonnenblumenkerne etc.).

Im Schnitt nimmt die Bevölkerung in den Industrieländern ca. 20 Gramm Ballaststoffe pro Tag auf, empfohlen werden jedoch 30 Gramm. Dabei sollte man sie nicht als Tabletten oder in isolierter Form wie zum Beispiel Hafer- oder Weizenkleie aufnehmen, sondern als ballaststoffreiche Lebensmittel.

Wie ernähren Sie sich nun am besten, um einen hohen Ballaststoffanteil zu erreichen? Auch hier ist eine vielseitige, vorwiegend pflanzliche Ernährung mit viel Abwechslung gefragt, da Ballaststoffe in den einzelnen Lebensmitteln unterschiedlich zusammengesetzt sind und die jeweiligen Wirkungen variieren. Durch wechselnde Speisen stellen Sie eine gute Mischung der unterschiedlichen Bestandteile und Effekte sicher.

Ballaststoffquellen: Über 10 g Ballaststoffe pro 100 g Lebensmittel enthalten zum Beispiel weiße Bohnen, Erbsen und Linsen. Knapp unter 10 g liegen noch die Kichererbsen. Weizen als ganzes Korn liefert 10,9 g Ballaststoffe, das daraus hergestellte Mehl (Type 405) nur noch 4,0 g. 100 g Weizenvollkornbrot enthält 7,5 bis 9 g Ballaststoffe, dieselbe Menge Weißbrot nur ungefähr ein Drittel (3,5 g) davon. Dabei muss Vollkorn nicht zwangsweise dunkel und mit groben Körnern sein. Weizenvollkornbrot ist beispielsweise fein und recht hell. Wichtig ist eben nur, dass zum Mahlen das gesamte Korn verwendet wird und nicht auf den Keimling und die ballaststoffreichen Randschichten verzichtet wird.

Wenn Sie von einer bisher ballaststoffarmen auf eine ballaststoffreiche Ernährung umstellen wollen, dann sollte dies allmählich geschehen, damit sich der Darm und die dazugehörigen Mikroorganismen daran gewöhnen können. Sollten Sie anfangs Magen-Darm-Beschwerden wie Blähungen bekommen, so legen die sich in aller Regel bald wieder. Denken Sie auch daran, reichlich Flüssigkeit zu sich zu nehmen – die braucht man bei einer derartigen Ernährung. Am besten stellen Sie auf eine ballaststoffreiche Ernährung um, indem Sie helles Mehl gegen Vollkornmehl austauschen, mehr Getreide und Getreideprodukte essen und reichlich Gemüse, Hülsenfrüchte, Kartoffeln, Keimlinge, Salat und Obst verzehren.

> **!**
> Anfängliche Umstellungs-schwierigkeiten legen sich bald wieder – versprochen!

Fette sind wichtig – aber bitte die richtigen

Der Körper benötigt Fett, um die fettlöslichen Vitamine wie A, D und E aufnehmen zu können. Auch einige essenzielle Fettsäuren muss man zu sich nehmen. Das heißt: Der Körper braucht bestimmte Fette beziehungsweise Öle auf alle Fälle, um keine Mangelerscheinungen zu bekommen!

Fett besteht aus Glyzerin und Fettsäuren. Glyzerin bleibt immer gleich, die Fettsäuren jedoch findet man in unterschiedlichen Varianten: als gesättigte, einfach oder mehrfach ungesättigte Fettsäuren.

Unser Körper kann zwar gesättigte Fettsäuren (vor allem tierische wie in Butter und Schweineschmalz) und einfach ungesättigte Fettsäuren (zum Beispiel Ölsäure, wie man sie auch in Sonnenblumenöl findet) selbst bilden, die mehrfach ungesättigten jedoch nicht. Deshalb sind diese Fette für den Menschen essenziell, das heißt lebensnotwendig, und müssen mit der Nahrung zugeführt werden.

> **!**
> Ungesättigte Fettsäuren sorgen für eine gute Durchblutung Ihres Oberstübchens.

Ungesättigte Fettsäuren

Diese beeinflussen in Kombination mit Zink sogar die Größe des Gehirns und die Menge seiner Zellen. Sie sorgen als Bestandteile der Zellhüllen dafür, dass die Nervenzellen in der Lage sind, Informationen zu übertragen. Mehrfach ungesättigte Fettsäuren dienen dabei sozusagen als Schmiermittel für die Datenübertragung. Sie halten das Cholesterin in Schach und die Blutgefäße gesund. Die Folge davon ist eine gute Gehirndurchblutung, auf die unser Oberstübchen angewiesen ist.

Bei den mehrfach ungesättigten Fettsäuren unterscheidet man die Omega-6- und Omega-3-Fettsäuren. Zu Letzteren gehören die Alpha-Linolensäure, Eikosapentaen- (EPA-) und Docosahexaensäure (DHA), zu den Omega-6-Fettsäuren Linol- und Arachidonsäure. 20 Prozent des Fettes im Gehirn besteht zum Beispiel aus DHA. Überwiegt eine der beiden Fettsäuregruppen, verdrängt sie die andere und schwächt deren Wirkung. Deshalb ist es wichtig, dass die beiden Varianten im richtigen Verhältnis zueinander stehen. Hierzulande ist eine Ernährung üblich, mit der wir Omega-6- und Omega-3-Fettsäuren in einem Verhältnis von 20 : 1 aufnehmen. Empfohlen wird dagegen eine Zusammensetzung von 5 : 1, noch besser wäre sogar 1 : 1. Fischfett und einige Pflanzenöle weisen dieses günstige Verhältnis auf (siehe folgende Tabelle).

Einige Pflanzenöle weisen ein optimales Verhältnis von Omega-6- und Omega-3-Fettsäuren auf.

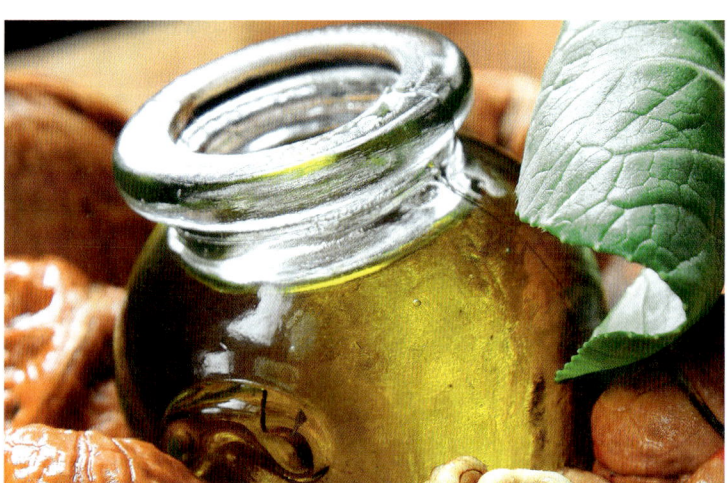

Verhältnis von Omega-6- und Omega-3-Fettsäuren in verschiedenen Lebensmitteln

100 g LEBENSMITTEL	OMEGA-6-FETT-SÄUREN in g	OMEGA-3-FETT-SÄUREN in g	VERHÄLTNIS OMEGA-3/OMEGA-6-FETTSÄUREN
Optimal empfohlenes Verhältnis	**Höchstens 5 Teile**	**Mindestens 1 Teil**	**5 : 1**
Leinöl	13,1	54,2	0,2 : 1
Gemüse, Kartoffeln	0–0,2	0–0,3	1–1,6 : 1
Walnussöl	18,3	12,9	1,4 : 1
Rapsöl	19,6	9,4	2 : 1
Walnüsse	34	7,5	4,5 :1
Weniger optimales Verhältnis			
Weizenkeimöl	55,7	7,8	7 : 1
Sojaöl	53,1	7,7	7 : 1
Halbfettmargarine	12,2	1,6	8 : 1
Roggen, Weizen	0,8	0,1	8 : 1
Sojamehl, vollfett	10,7	1,4	8 : 1
Olivenöl	8,3	0,9	9 : 1
Pflanzenmargarine	17,6	2,6	9 : 1
Olivenöl	8	0,9	9 : 1
Standardmargarine	17,6	1,9	10 : 1
Sojabohnen (Samen, trocken)	9,8	0,9	10 : 1

Die Ursache für die positive Wirkung ist die DHA. Sie verstärkt die Produktion eines Eiweißes mit dem Namen LR11. Dieses verhindert, dass sich im Gehirn die für Alzheimer typischen Amyloid-Plaques bilden. Dafür sollen bereits geringe Mengen an DHA genügen. Entsprechend sollte Ihrem Gehirn zuliebe statt Sonnenblumen-, Kürbiskern-, Distel-, Palm- und Maiskeimöl häufiger Lein-, Walnuss-, Soja-, Weizenkeim- oder Rapsöl auf den Tisch kommen.

!

Omega-3-Fettsäuren schützen das Nervensystem vor altersbedingten Schäden.

!

Tun Sie Ihrer Gesundheit und unserer Umwelt etwas Gutes und kaufen Sie Fisch mit MSC-Siegel.

Omega-3-Fettsäuren schützen das Nervensystem auch vor altersbedingten Schädigungen. Besonders wertvoll sind die beiden Omega-3-Fettsäuren Eikosapentaensäure (EPA) und Docosahexaensäure (DHA). Von Vorteil für das Gehirn ist ebenfalls, dass das Blut durch die beiden Fettsäuren dünnflüssiger wird. Man diskutiert sogar den Einsatz von EPA und DHA für die Psyche, denn man vermutet, dass sie Depressionen, aber auch Aggressionen bekämpfen können. Alzheimer und andere Demenz-Erkrankungen werden mit zu niedrigen EPA- und DHA-Spiegeln im Blut in Verbindung gebracht. Idealerweise sollte man 1 Gramm pro Tag aufnehmen, jedoch essen wir im Durchschnitt maximal 0,1 Gramm davon.

Um die wertvollen Omega-3-Fettsäuren zu bekommen, empfehle ich Ihnen zwei bis drei Fischmahlzeiten pro Woche – vorzugsweise fette Kaltwasserfische wie Hering, Makrele und Lachs (siehe Tabelle auf Seite 62 im Kapitel „Die vaskulären Demenzen"). Zwei üppige 200-g-Portionen Lachs oder Hering in der Woche liefern insgesamt zwischen 8 und 12 Gramm. Da Omega-3-Fettsäuren vom Körper gespeichert werden können, kommen Sie auf diese Weise ganz leicht auf eine optimale Tagesdosis von etwa einem Gramm.

Fischkonserven sind zwar praktisch, enthalten aber oft deutlich weniger EPA und DHA als frische Ware. Nur artgerecht gehaltener Zuchtfisch verschafft einen gesundheitlichen Vorteil. Der in den Supermärkten massenhaft angebotene überfettete Zuchtlachs liefert zwar absolut gesehen mehr Omega-3-Fettsäuren je Kilogramm als seine wilden, frei schwimmenden Verwandten. Aber das bei Wildlachs gesunde Verhältnis von Omega-3- zu den anderen Fettsäuren ist beim eingepferchten, auf schnelle Gewichtszunahme getrimmten Zuchtlachs aufgrund der unnatürlichen Lebensweise und falschen Ernährung aus dem Gleichgewicht geraten. Daher empfiehlt der WWF beim Kauf von wild lebendem Fisch beziehungsweise Meeresfisch oder Meeresfrüchten, auf das Siegel des MSC (Marine Stewardship Council) zu achten. Bei dieser Organisation wird beim Fang auf Nachhaltigkeit geachtet (Näheres dazu unter www.wwf.de/fisch). MSC-Fisch erhalten Sie heutzutage oft genug sogar vom Discounter, ansonsten lohnt eine Nachfrage.

Auch Fleisch enthält Omega-3-Fettsäuren, dies umso mehr, je häufiger das Tier Grünfutter – also Gras anstelle von Kraftfutter wie Mais und Soja – gefressen hat. Deshalb findet man bei Biofleisch und Wild mehr von den wertvollen Fetten als bei konventionell gehaltenen Tieren.

Fischöl- und Leinölpräparate können zwar eine Hilfe sein, wenn Sie Fisch nicht mögen, jedoch sollte dies nicht ohne ärztliche Empfehlung geschehen. Das lästige Aufstoßen bei Fischölprodukten können Sie verhindern, wenn Sie Produkte kaufen, die von einer pflanzlichen statt einer Gelatinekapsel umhüllt sind (etwa von der Firma Gesundform).

Kreatin: Doping für die Nervenzellen

Kreatin wird aus den Eiweißbausteinen Glycin, Methionin und Arginin gebildet. Pro Tag entsteht im Körper etwa ein Gramm davon ganz natürlich, die restliche erforderliche Menge von gut einem weiteren Gramm decken wir über die Nahrung, die ebenfalls Kreatin enthält. Die höchsten Mengen davon finden sich in Fleisch und Fisch, wenig in pflanzlichen Produkten. So sind zum Beispiel folgende Mengen (in g/kg) bekannt: Hering 6,5 bis 10 g, Schweinefleisch 5 g, Lachs und Rindfleisch je 4,5 g, Kabeljau 3 g, Seezunge 2,5 g und Scholle 2 g. In Milch und Preiselbeeren sind dagegen nur 0,1 bzw. 0,02 g pro Kilogramm enthalten. Dabei gilt: Je mehr Kreatin über Lebensmittel zugeführt wird, desto weniger davon bildet der Körper selbst.

Kreatin ist als Nahrungsergänzungsmittel weit verbreitet. Als man Tierversuche mit der Substanz durchführte, zeigte sich, dass sie die Nervenzellen vor neurodegenerativen Krankheiten wie

!

Versuche an Mäusen haben gezeigt, dass Kreatin die geistige Fitness der Nager deutlich verbesserte.

Parkinson schützt. Dafür wurde 162 Mäusen ein Jahr lang 1 Prozent Kreatin als Nahrungsergänzung verabreicht. Dabei verlängerte sich die Lebenszeit der Tiere um 9 Prozent im Vergleich zur Kontrollgruppe, die kein Kreatin bekam. Außerdem schnitten diese Tiere in Tests zur geistigen Fitness wesentlich besser ab. Entsprechend der antioxidativen Eigenschaft der Substanz konnte tendenziell eine Verringerung der gefährlichen Sauerstoffform beobachtet werden. Ebenfalls entdeckt wurde eine deutliche Reduktion der Anhäufung des Altersfarbstoffs Lipofuszin sowie eine gesteigerte Aktivität von Genen, die das Wachstum von Nervenzellen fördern, die das Lernen erleichtern. „Auf Basis der vorliegenden Befunde könnte Kreatin als Nahrungsergänzung möglicherweise auch zu einem gesunden Altern beim Menschen beitragen", so das Helmholtz Zentrum München. Es besteht auch Hoffnung, dass man damit eines Tages die Symptome bei Alzheimer oder Multipler Sklerose lindern kann.

Essen wie im Urlaub: geistig fit durch mediterrane Küche

!

Die hohe Lebenserwartung der Kreter ist durch Studien belegt.

Auch die Küche der Mittelmeerländer wirkt sich positiv auf die Gehirngesundheit aus. 2200 Studienteilnehmer der Columbia Universität in New York, die länger als vier Jahre beobachtet wurden, zeigten, dass eine Ernährung mit Mittelmeerkost das Alzheimer-Risiko um 20 bis 40 Prozent verringern kann. Das Ergebnis war unabhängig von Alter, Bildungsstand, Tabakkonsum und vorhandenen Krankheiten.

Bereits 1948 startete eine Studie im Auftrag der griechischen Regierung. Eigentlich wollte man die Untersuchung nur für Entwicklungshilfemaßnahmen auf der Insel Kreta durchführen. Jedoch die Ergebnisse waren überraschend: Die Kreter hatten eine überdurchschnittlich hohe Lebenserwartung – sogar die höchste in Europa. Sie ernährten sich vor allem von Getreide, meist in Form von Brot, außerdem von Gemüse, Obst, Kartoffeln und Nüssen. Das Fleisch stammte zum Zeitpunkt der Untersuchung

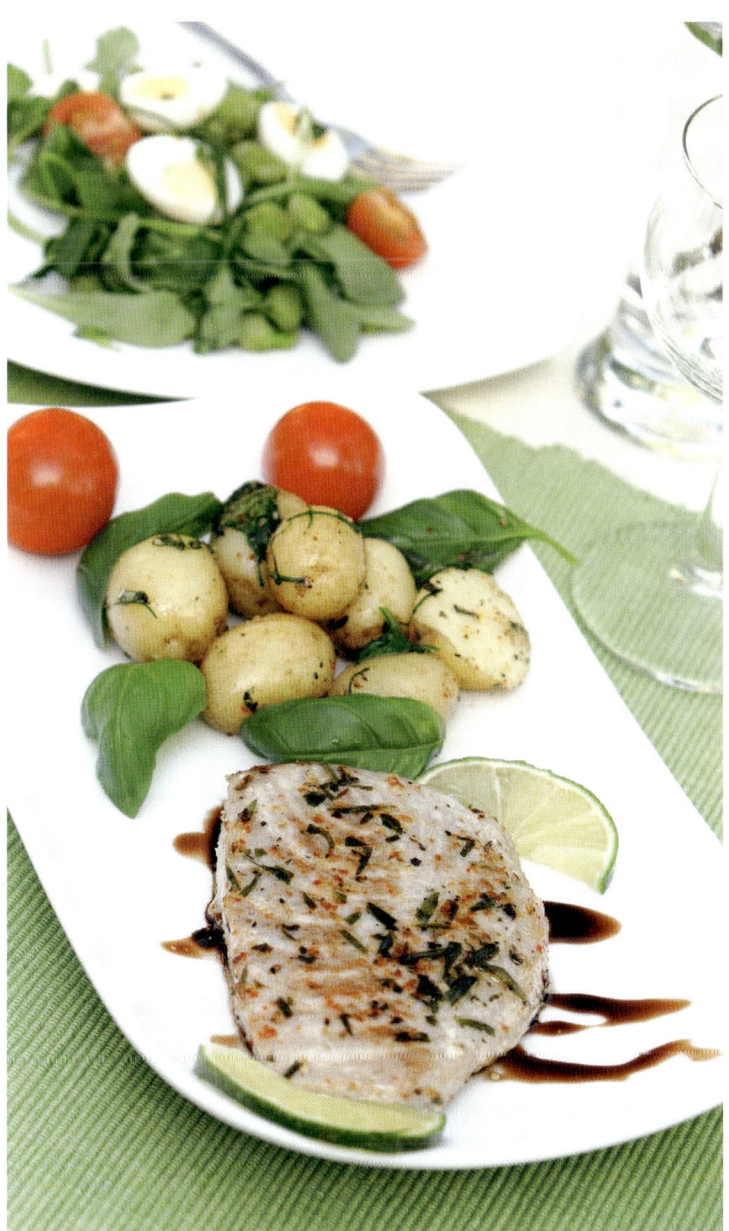

Kartoffeln, Gemüse, Fisch und gute Öle sind wichtige Bestandteile der gesunden Mittelmeerkost.

von Schafen, Ziegen, Hühnern – und bestimmt nicht aus Massentierhaltung! Es wurde auch nicht täglich gegessen. Dagegen kam fast jeden Tag Fisch auf den Tisch. Als Fett kam hauptsächlich Olivenöl zum Einsatz. Nur 12 Prozent der Energie kam von Eiweißprodukten.

Diese viel gerühmte Mittelmeerkost besteht vornehmlich aus:

- frischem Obst und Gemüse, etwa Tomaten
- viel frischen Salaten
- Getreideprodukten wie Brot
- Olivenöl
- Seefischen
- Knoblauch
- frischen Kräutern: Basilikum, Oregano, Salbei, Thymian usw.
- Nüssen und Hülsenfrüchten

In diesen Lebensmitteln findet man sehr viele sekundäre Pflanzenstoffe und andere bioaktive Wirkstoffe, die auch für die Gehirngesundheit wichtig sind. Rotes Fleisch, also Rind, Schwein, Lamm oder Wild, Wurst oder fetter Schinken, wird bei der Mittelmeerdiät sehr selten gegessen, Joghurt und fettarmer Käse sowie fettarme Milch dagegen eher. Eier, Zucker, Süßigkeiten, Butter und Sahne werden ebenfalls nur in minimalen Mengen verzehrt, stattdessen werden ungesättigte Fettsäuren bevorzugt. Hinzu kommt täglich maximal ein Glas Rotwein, bei dem es üblicherweise auch bleibt.

Mit dieser Ernährung tun Sie ungleich mehr für ein gesünderes, längeres Leben in geistiger Fitness als mit Fertiggerichten, Tütensuppen und Dosengemüse. Davon abgesehen ist die Mittelmeerkost sehr leicht umzusetzen und Sie müssen sich auch nicht kasteien. Nichts ist verboten, es verschieben sich lediglich Zutaten und Zubereitung von den mitteleuropäischen Essgewohnheiten mit ihren oft deftigen, kalorienreichen Gerichten hin zu einer leichteren, kalorienärmeren Küche.

!

Schieben Sie keine Fertiggerichte in die Mikrowelle, sondern bereiten Sie Ihre Mahlzeiten aus frischen Zutaten selbst zu.

Ein besonderes Kennzeichen ist die frische Zubereitung. Versuchen Sie täglich wenigstens einmal zu kochen und servieren Sie Gemüse und Salat dazu. Werten Sie die anderen Mahlzeiten noch durch Vollkornbrot, Obst und Naturjoghurt auf, haben Sie schon nahezu alle lebenswichtigen und hirngesunden Lebensmittelinhaltsstoffe zu sich genommen. Gesunde Ernährung ist kein Privileg der Reichen – bei unserem riesigen Angebot an preisgünstigem Obst und Gemüse sollte dies jedem möglich sein. Nur: Etwas Aufwand müssen Sie leider betreiben, Sie müssen regelmäßig mit Verstand einkaufen und hochwertige Qualitätswaren, auch Bioprodukte, in den Einkaufswagen legen. Nicht die Lebensmittelindustrie beschert uns ein langes, vitales Leben, sondern gesundes Essen ohne Chemie, mit reichlich sekundären Pflanzenstoffen, Vitaminen und Mineralstoffen. Und es macht doch so viel Spaß, gemeinsam etwas Leckeres zu essen!

Mediterrane Kost – die Ursache eines langen, gesunden Lebens!

Das Geheimnis der gesunden Mittelmeerkost liegt freilich nicht nur in Olivenöl, Knoblauch, Tomaten und dem täglichen Glas Rotwein begründet. Es ist vielmehr die Kombination mit einem aktiven und zugleich gelasseneren Lebensstil in den Mittelmeerländern, die die Ursache dafür zu sein scheint, dass die Menschen dort gesund alt werden. Das familienbezogene Leben, Sonne, Bewegung, Leben in Einklang mit den Tages- und Jahreszeiten – auch das spielt eine Rolle. Die Esskultur ist wichtig: kein Hamburger mal eben zwischen die Zähne geschoben – mediterranes Leben bedeutet Zeit zum Essen und Genießen.

Es kommt darauf an, das aktive Leben zu verlängern und nicht eines Tages das Sterben mittels Maschinen in die Länge zu ziehen (auch diese Lebenszeit geht in die Statistik der „Lebenserwartung" ein). Ein Leben mit Freude und Genuss ist eine wichtige Voraussetzung zur Vorbeugung nicht nur von Demenz.

Leben Sie Ihr Leben nach dem Motto: Gesundheit genießen!

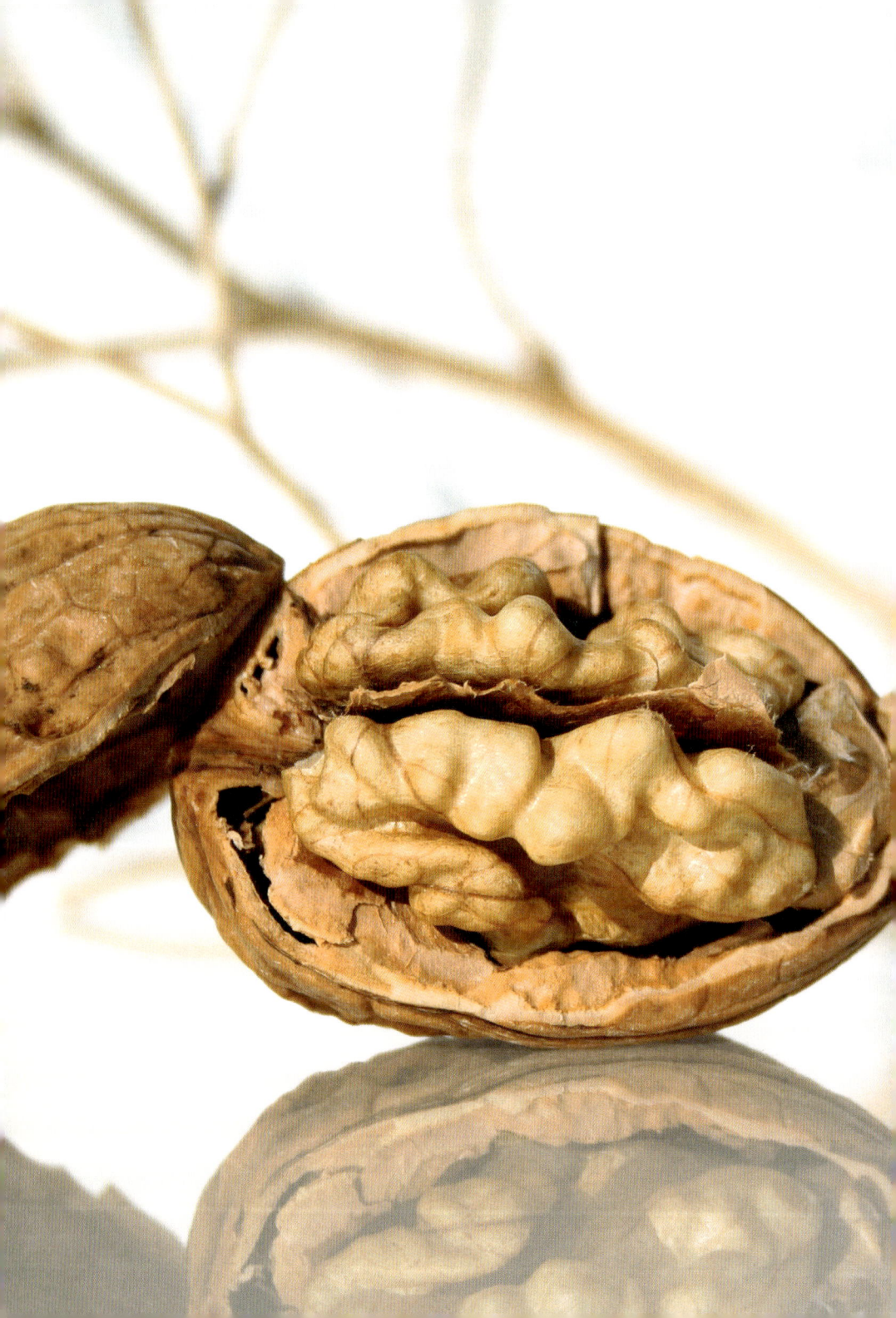

DAS ANTI-DEMENZ-ALPHABET

Im Folgenden finden Sie noch einmal die besten Möglichkeiten – zusammengefasst und alphabetisch geordnet –, wie Sie selbst und Ihre Angehörigen aktiv einer Demenz vorbeugen können. Nutzen Sie es als hilfreiches Nachschlagewerk, aber blättern Sie auch ruhig immer wieder einmal darin und holen Sie sich Anregungen. Oder lernen Sie es doch auswendig – damit bringen Sie Ihre grauen Zellen im doppelten Sinn auf Trab!

Achtsamkeit

Verschiedene Studien zur Demenz zeigten, dass pflichtbewusste, geistig aktive Menschen seltener an Demenz erkranken. Da heißt: Um gar nicht oder möglichst spät daran zu erkranken, sollten Sie so lange und so intensiv wie möglich ein aktives, waches, bewusstes und achtsames Leben pflegen.

Folgende Übungen helfen nicht nur bei Demenz, sie verbessern die Gedächtnisfunktionen allgemein:

Rückwärtsübungen Nicht nur das Rückwärtsgehen ist eine gute Übung, auch den Tagesablauf rückwärts in Erinnerung zu bringen oder Gedichte etc. rückwärts aufzusagen fördert das Gedächtnis enorm! Das gilt für Kinder ebenso wie für ältere Erwachsene.

Schreiben Tägliche Schreibübungen, zum Beispiel mit der linken Hand schreiben, eine andere Handschrift trainieren oder die Schriftform variieren (kunstvoll, nüchtern in Blockschrift, schräg oder sogar mit den Füßen) fördert die Fähigkeit, im Alter flexibel zu bleiben und im Alltag auf Veränderungen reagieren zu können.

Anregungen

!

Unser Gehirn braucht Futter, um auf Dauer arbeiten zu können.

Geistige Impulse und sinnliche Gefühlseindrücke sorgen dafür, dass unser Gehirn nicht verarmt. In Seniorenzentren oder der Volkshochschule gibt es eine Fülle von Anregungen für einen aktiven Geist. Denn auch im hohen Alter kann das Gehirn noch wachsen! Selbst ein neues Musikinstrument können Sie oder Ihre Angehörigen dann noch erlernen, wenn auch nicht so schnell wie ein Kind – aber in der Regel haben Sie dann auch mehr Zeit.

Es gibt sogar einen Fachausdruck für die Art des Denkens, die man auf diese Weise übt: flüssige Intelligenz. Sie hilft dabei, sich zu orientieren und sich auf neue Situationen und anstehende Herausforderungen einzustellen.

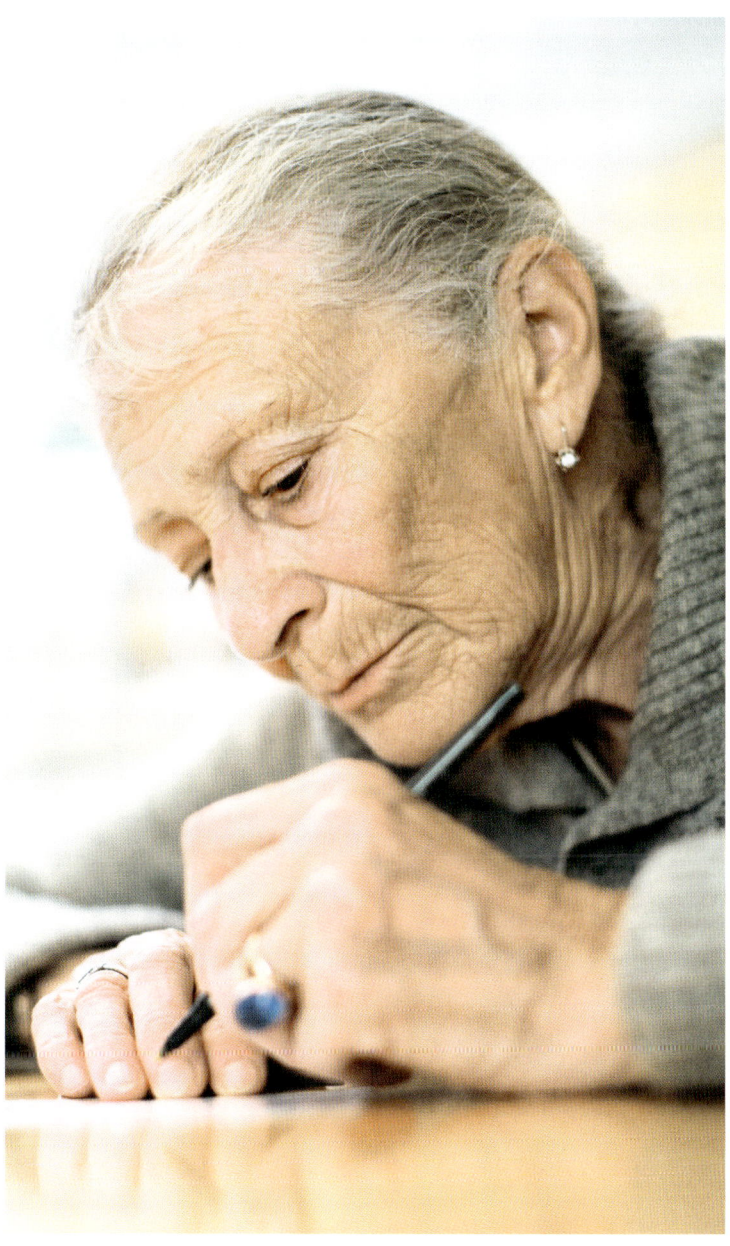

Tägliche Schreib-
übungen fördern die
Fähigkeit, im Alter
flexibel zu bleiben
und im Alltag auf
Veränderungen
reagieren zu können.

Apfel

Ein Bioapfel täglich – mit der Schale gegessen – versorgt Sie mit reichlich gesunden Vitalstoffen.

Aufgaben

!

Wer rastet, der rostet – das gilt auch für das Gehirn. Suchen Sie sich also ein Ehrenamt oder eine andere sinnvolle Aufgabe.

Mit der Rente oder der Pensionierung fällt manch einer in ein großes Loch und hat plötzlich nichts mehr oder nur noch wenig zu tun. Das schadet jedoch dem Gehirn. Um dies zu verhindern, sollten Sie sich besser wieder eine Aufgabe suchen, sei es, dass Sie sich um die Hausaufgaben der Enkel kümmern, als Leihoma oder Leihopa helfen oder sich in der Nachbarschaftshilfe oder anderswo – je nach Vorliebe – ehrenamtlich engagieren. Auch im Umweltschutz gibt es zahlreiche Möglichkeiten. Nicht umsonst werden gerade die Bewohner der japanischen Insel Okinawa sehr alt – sie kennen keinen Ruhestand. Eine sinnvolle Tätigkeit ist eine gute Grundlage für ein langes, gesundes Leben und erweitert den Horizont.

Auswendiglernen

Gedichte auswendigzulernen schult den Geist, doch mag das bei vielen ungute Erinnerungen an schulischen Zwang wecken. Ich denke da nur an ein Gedicht von Goethe, das meine Tochter lernen musste; es spielt auf dem Friedhof, handelt von klappernden Knochen und Nachthemdelein der Gespenster.

Wenn es Ihnen auch so geht, suchen Sie sich eine Alternative, die Ihnen mehr liegt. Sie können zum Beispiel Witze auswendig lernen. Da haben Sie schon während des Lernens was zu lachen und können anschließend andere damit erfreuen. Es gibt zahlreiche Bücher mit Witzen, sogar mit einem Umfang von 500 und mehr Seiten, sodass das Material nicht ausgeht.

Begeisterung

Ein geliebtes Hobby, ein Garten, ein Haustier oder auch ein spezieller Sport – alles, was Sie begeistert, hält Sie jung. Sie vergessen die Zeit und können innerlich auftanken.

Der Neurobiologe Prof. Gerald Hüther weist darauf hin, dass Begeisterung und das Gefühl, dass das, was man tut, bedeutsam für einen selbst ist, einer Demenz vorbeugen kann. Wichtig ist das Gefühl, dass es sich lohnt, einen bestimmten Einsatz zu bringen und sich zu engagieren. Um etwas zu tun, benötigt man Neugierde und Experimentierfreude, Lust darauf, etwas Neues anzufangen und Probleme zu lösen. Und man braucht auch das Umfeld, das genau dies anerkennt. Dort, wo im Gehirn eine Region aktiv ist, Nervenimpulse aufblitzen und weitergeleitet werden, entstehen neue Bahnen, die sich vergrößern, je häufiger und intensiver man sie benutzt. Die sogenannte Plastizität des Gehirns besteht darin, dass die Enden der Nervenzellen wachsen, näher zusammenrücken und sich so aufeinander zubewegen, dass die Impulse leichter von einer Nervenzelle auf die nächste überspringen können.

Mit der nötigen Begeisterung, sei es aus eigenem Antrieb oder inspiriert durch andere, können Sie also Einfluss auf die innere Struktur Ihres Gehirns nehmen, allein dadurch, dass Sie etwas gerne tun und denken. Erst, wenn Sie etwas mit Begeisterung tun, wenn Sie gefühlsmäßig beteiligt und engagiert sind, erst dann werden die entsprechenden Neurotransmitter wie zum Beispiel Dopamin ausgeschüttet. Dann wachsen die Nervenzellen beziehungsweise die Nervenenden und bilden neue Kontakte. Dann steigt auch Ihr Potenzial, beim nächsten Mal an neue Aufgaben mit Mut und Begeisterung heranzugehen. Um es mit den Worten von Prof. Hüther zu formulieren: „Begeisterung ist Dünger fürs Gehirn."

!

Begeisterung wirkt wie Dünger auf Ihr Gehirn. Lassen Sie sich inspirieren und mitreißen!

Bewegung

„Sich regen bringt Segen", und zwar für Geist und Körper. Körperlich aktiv zu sein ist in jeder Altersstufe nötig und gesund – zur Not werden eben die Übungen leichter. Bewegung, und sei sie noch so einfach, senkt Ihr Risiko, an Alzheimer zu erkranken. Ein Spaziergang, Nordic Walking, Tanzen oder andere Bewegungsformen, am besten in der Gruppe, versorgen das Gehirn mit Sauerstoff und helfen obendrein, neue Bekannte und vielleicht sogar Freunde zu finden.

Bildung

Forscher der Universität Montpellier in Frankreich werteten Daten von über 1400 über 65 Jahre alten Menschen aus. Zu Beginn der Studie wurden Tests zur Leistungsfähigkeit des Gehirns durchgeführt, die zwei, vier und sieben Jahre später wiederholt wurden. Mit einem Lesetest wurde die erworbene Intelligenz untersucht; es stellte sich heraus, dass sie das Risiko, an Demenz zu erkranken, um 18 Prozent senkt. Es sind also Eltern, Lehrer und Bildungspolitiker gefragt, das Lernen bis zuletzt interessant zu gestalten.

Biolebensmittel

Lebensmittel aus biologischem Anbau sind erwiesenermaßen gesünder als konventionelle, nicht nur, weil sie ohne Pestizide, Kunstdünger und Gentechnik gezogen werden und wesentlich weniger Zusatzstoffe enthalten. Sie weisen auch weit mehr sekundäre Pflanzenstoffe auf, die unsere Gesundheit unterstützen. Dazu gehören rote, blaue oder überhaupt bunte Früchte und Gemüsesorten. Die Vermeidung von Pestiziden ist dabei besonders wichtig, denn man hat festgestellt, dass diejenigen, die beruflich mit diesen Pflanzenschutzmitteln zu tun haben, eine höhere Neigung zu Demenz aufweisen als Menschen, die nicht regelmäßig damit in Kontakt kommen.

> **!**
> Pestizide können die Demenzneigung erhöhen. Biogemüse kommt ohne diese Mittel aus.

Blaubeeren

Die kleinen Früchtchen wirken mit ihrem blauen Farbstoff dem Abbau von Dopamin entgegen und fördern die Gedächtnisleistung nicht nur älterer Menschen. Sie haben eine stärkere antioxidative Wirkung als Erdbeeren, Himbeeren oder Aprikosen.

Brainfood

Studien belegen, dass sich ältere Menschen, die über die Nahrung genug Omega-3-Fettsäuren sowie bestimmte Vitamine und Mineralien zu sich nehmen, vor geistigem Leistungsabfall oder gar Alzheimer schützen können.

Brainfood wirkt bei Älteren mindestens ebenso gut wie bei Jüngeren.

Im Rahmen einer sechsjährigen Studie untersuchte man, ob frisches Obst und Gemüse einen positiven Effekt auf die Gedächtnisleistung hat. Wissenschaftler vom Medizinischen Zentrum der Rush Universität in Chicago testeten dies anhand von etwa 3800 älteren Menschen. Die Studienteilnehmer führten Tagebuch über ihre Ernährung und absolvierten mehrere Gedächtnistests. Die Resultate waren verblüffend: „Wer knapp drei Gemüsemahlzeiten pro Tag aß, drosselte damit den geistigen Abbau um 40 Prozent im Vergleich zu denjenigen, die kein Gemüse konsumiert hatten", fasste die Studienleiterin Martha Clare Morris zusammen. Sie ist der Ansicht, dass dieser Effekt eine Verjüngung der Gedächtnisleistung um fünf Jahre bedeutet. Diese positive Wirkung wurde vor allem bei grünem Blattgemüse, also Spinat, Salat, Kohl oder Mangold, beobachtet. Zusätzlich zeigte die Studie, dass das Gedächtnis umso mehr von der Gemüsediät profitierte, je älter der Mensch war. Überraschend war außerdem, dass der Verzehr von Obst keinen Einfluss auf die Gehirnleistung hatte.

Computerspiel

Nicht nur Prof. Konrad Beyreuther weist darauf hin, dass es ein – und nur ein – Computerspiel gibt, das sowohl das Kurzzeitgedächtnis als auch die sogenannte flüssige Intelligenz fördert oder sogar erhöhen kann. Es heißt Dual N-Back und man kann es im Internet herunterladen unter: http://brainworkshop.source-forge.net. Bei einem täglichen 20-minütigen Training beziehungsweise einem Training an drei bis vier Tagen in der Woche soll man sogar seinen IQ erhöhen können!

Voraussetzungen Zumindest einfache Englischkenntnisse und ein Lautsprecher am PC, da englische Buchstaben diktiert werden. Es gibt eine Windows- und eine Mac-Version.

> **!**
>
> Wenn Sie nach diesem PC-Spiel süchtig werden, hat das ausnahmsweise keine negativen Auswirkungen.

Frucht- und Gemüsesäfte

Trinken Sie täglich ein bis zwei Gläser wertvollen Bio-Obst- oder Gemüsesaft. Das entspricht einer Portion Obst oder Gemüse, von denen man insgesamt vier oder bei konventioneller Herstellung besser fünf am Tag zu sich nehmen sollte. Die Säfte halten Körper und Geist gesund.

Trinken Sie täglich ein bis zwei Gläser wertvollen Bio-Obst- oder Gemüsesaft.

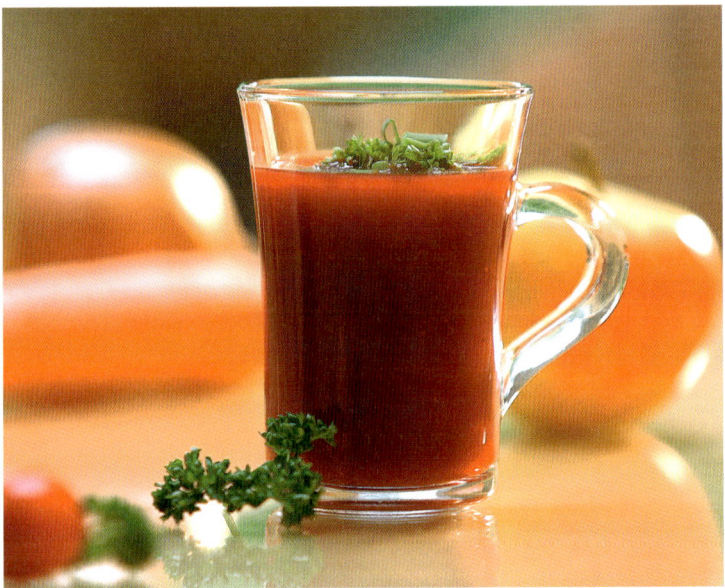

Gesellschaftsspiele

Bridge, diverse Kartenspiele, Schach, Dame, Mühle, Backgammon und zahlreiche weitere Gesellschaftsspiele bis hin zum Kegeln machen nicht nur Spaß. Zusätzlich trainieren sie auch das Gedächtnis – und wenn Sie Glück haben, finden Sie eine nette Runde, mit der Sie regelmäßig vergnügliche Abende verbringen können.

Gesundheitschecks

Lassen Sie sich durchchecken und fragen Sie anschließend Ihren Arzt, ob beziehungsweise was Sie noch tun können, um einer Demenz vorzubeugen.

> **!**
>
> Es gibt eine ganze Reihe von Vorsorgeuntersuchungen, die die Krankenkasse bezahlt.

Gewürze

Gewürze fördern die Verdauung und manche regen auch den Appetit an. Ein besonders wertvolles Gewürz ist Kurkuma, auch Gelbwurz genannt. Man erhält es in Bioqualität separat oder in Currymischungen. Die Angehörigen eines Volksstamms in Indien würzen die meisten ihrer Speisen damit. Man vermutet, dass es zumindest mit verantwortlich für deren hohe Lebenserwartung und ihre hervorragende Gesundheit ist.

Grüner und schwarzer Tee

Grüner Tee ist für seine zahlreichen positiven gesundheitlichen Wirkungen bekannt, aber auch Schwarztee kann Demenz vorbeugen. Trinken Sie jeden Tag zwei bis vier Tassen Grün- oder Schwarztee.

Lesen statt Fernsehen

Sicher ist es entspannend, einen schönen Film im Fernsehen anzusehen und täglich die Nachrichten zu hören, um am Ball zu bleiben. Lesen fördert die Gehirnwindungen jedoch stärker als passive Berieselung! Computerspiele (mit Ausnahme des Spiels

Dual N-Back, siehe oben) genauso wie Fernsehen sind wahre „Nervenzellkiller". Prof. Konrad Beyreuther sagt dazu: „Das Gehirn wird mit Reizen überflutet, man wird nicht aktiv zum Denken angeregt. Es gibt sogar Studien, die nachweisen, dass übermäßiger Fernsehkonsum mit einem erhöhten Alzheimer-Risiko einhergeht beziehungsweise dass unter Alzheimerpatienten besonders viele Menschen sind, die eine lange Zeit ihres Lebens vor dem Fernseher verbracht haben."

Medikamentenkontrolle

Senioren sind bekannt dafür, dass sie oft zu viele Medikamente nehmen und diese zudem nicht in der richtigen Dosierung verwenden. Kontrollieren Sie, ob ältere Angehörige ihre Medizin richtig einnehmen und sprechen Sie mit ihrem Hausarzt darüber.

Mediterrane Kost

Mittelmeerkost hilft nicht nur, nicht dement zu werden; auch das Risiko, viele andere Krankheiten zu bekommen, ist durch sie nachweislich reduziert.

!

Kennen Sie viele Musiker, die an Alzheimer erkrankt sind? Eben!

Musik

Selbst ein Instrument zu spielen, in einem Chor zu singen oder sonst Freude an Musik zu haben hat einen positiven Effekt auf das Gehirn. Prof. Beyreuther weist darauf hin, dass nur ganz wenig Musiker Alzheimer entwickeln. Durch Musik werden Nervenwachstumsfaktoren stimuliert.

Neuigkeiten und Neugier

Das Gehirn lernt gern und vor allem Unbekanntes regt unser Oberstübchen zu gesteigerter Aktivität an. Bereits 2006 zeigten Magdeburger Wissenschaftler mit Kernspin-Aufnahmen, dass Neuigkeiten eine Hirnregion in Erregung versetzen, die bei Be-

kanntem nicht reagiert. In Gedächtnistests schnitten die Probanden besser ab, wenn sie neben vertrauten auch neue Informationen bekamen. Wissbegierde zahlt sich auch auf Dauer aus. Verschiedene Wissenschaftler konnten inzwischen zeigen, dass bei
gebildeten Menschen die Alzheimer-Demenz im Durchschnitt
einige Jahre später einsetzt als bei weniger gebildeten. Das heißt,
dass neue Eindrücke das Gehirn trainieren.

Zu neuen Eindrücken gehört es auch durchaus, fremde
Länder zu bereisen oder eine neue Sprache zu lernen. Der Lohn
der Mühe (oder auch Freude) ist eine gesteigerte geistige Beweglichkeit. Davon profitieren nicht nur junge Menschen. Ihr Gehirn wird auch trainiert, wenn Sie sich mit 70 Jahren noch ein
neues Hobby zulegen, etwa Malen, oder einen Computerkurs be-
suchen. Dabei ist es von Vorteil, wenn Sie gelegentlich aus der
üblichen Routine ausbrechen. Ein guter Anfang ist es zum Beispiel, als Rechtshänder die Zahnbürste in die linke Hand zu nehmen.

Seniorenuniversität

An manchen Universitätsstädten wird eine Seniorenuni angeboten. Dort können ältere Menschen Vorlesungen und Kurse besu-
chen und ihren geistigen Horizont erweitern. Gibt es diese Möglichkeit in Ihrer Stadt nicht, könnten Sie ein solches Angebot
auch bei Ihrer Volkshochschule anregen.

Ohne Leistungsdruck interessante Vorlesungen anzuhören,
sich mit anspruchsvollen Themen auseinanderzusetzen, für die
man sich eh immer schon interessiert hat, ist Intelligenztraining.
Zur Not können die älteren Studenten unbekannte Fachwörter
im Internet nachschlagen – eine Möglichkeit, die Studenten früher nicht hatten. Auch der Umgang mit jungen Leuten kann wie
ein Jungbrunnen wirken.

!

Auf die alten Tage
noch mal etwas
ganz Neues lernen
und studieren –
die Seniorenuni
macht's möglich!

Soziale Kontakte

Vereinsamung und Isolation sind gefürchtete Depressionsauslöser und schädigen das Gehirn. Eine Studienreihe an der Psychologischen Fakultät der Universität Michigan zeigte unter Studienleiter Oscar Ybarra, dass ein gelegentliches Schwätzchen das Gehirn fit hält. Gespräche mit Freunden sollen die geistige Vitalität ebenso erhalten wie intellektuelle Aktivitäten, zum Beispiel Lesen und die Beschäftigung mit dem Computer. Gesellige Aktivitäten verbesserten das Arbeitsgedächtnis unabhängig vom Alter der Studienteilnehmer, ebenso gute Kontakte zu Verwandten und gemeinsame Unternehmungen mit Menschen, die man schätzt. All dies fördert das Wohlbefinden, hebt die Stimmung und aktiviert die grauen Zellen. Es schützt vor Depressionen und wirkt der Vergesslichkeit entgegen. Insbesondere ältere Menschen mit einem reichen Sozialleben bleiben auf Dauer geistig leistungsfähiger. Vereine, Umweltinitiativen, Nachbarschaftshilfen, Kirchengemeinden suchen übrigens oft neue Mitglieder und aktive Senioren, die sie unterstützen. Werden Sie aktiv und pflegen oder knüpfen Sie alte und neue Kontakte!

!

Ein Schwätzchen vertreibt Depressionen und Demenz.

Stressabbau

Eine ständige Überlastung schadet der Gesundheit; deshalb sind Erholungsphasen so wichtig. Es gibt vielfältige Methoden, wie Sie Stress abbauen können. Anregungen finden Sie zum Beispiel in guten Büchern und bei Volkshochschulkursen.

Trinken

Bei älteren Menschen lässt das Durstgefühl meist nach. Doch gerade für sie ist es sehr wichtig, regelmäßig viel zu trinken – nicht nur für ein aktives, gesundes Gehirn. Denn wer zu wenig Flüssigkeit zuführt, kann nicht mehr klar denken, kann depressiv oder aggressiv werden. Durch den Durst bringt der Körper zum Ausdruck, dass ihm bereits Flüssigkeit fehlt. Besonders geeignet sind kalorienarme oder -freie Getränke wie Früchtetee, Mineral- und Leitungswasser.

Vitamine und Mineralstoffe

Achten Sie auf eine gute Vitamin- und Mineralstoffversorgung – insbesondere mit denjenigen Vitalstoffen, auf die in diesem Buch hingewiesen wird. Leider wird eine Untersuchung des Mineralstoff- und Vitaminstatus von den Kassen häufig nicht bezahlt. Zur Not müssen Sie selbst in die Tasche greifen, bevor sich ernsthafte Folgen eines Mangels einstellen.

Zeitung lesen

Das morgendliche Zeitungslesen ist ein ideales Gehirntraining. Es regt viele Gehirnareale an und als Leser sind Sie über das Tagesgeschehen informiert und können mit anderen darüber reden. Es ist sogar anspruchsvoller als Sprechen und beim Lesen bilden sich ständig neue Schaltkreise im Gehirn.

Zuckerverzicht

Die Süße schadet nicht nur den Zähnen, sie fördert auch Übergewicht mit all seinen Folgen. Wie süß man etwas findet, ist in der Regel Gewohnheit – und die kann man ändern. Zur Not helfen auch natürliche Süßstoffe.

Zusatzstoffe vermeiden

Von vielen Lebensmittelzusatzstoffen kennt man nicht alle Nebenwirkungen. Insbesondere Fertigprodukte enthalten häufig viele Zusätze. Versuchen Sie, diese wann immer möglich zu umgehen. Die Hersteller setzen sie nicht ein, um Ihnen etwas Gutes zu tun! Biolebensmittel dagegen dürfen viele dieser Stoffe nicht enthalten. Es gibt auch Firmen, die ganz auf Lebensmittelzutaten mit E-Nummern verzichten.

ANHANG

Lexikon

Acetylcholin: Ein biogenes Amin, das zu den Neurotransmittern gehört und als Botenstoff unter anderem für Denken, Lernen und Gedächtnis wichtig ist

Acetylcholinesterase: Ein Enzym, das bei der Signalübertragung durch Nervenzellen eine wichtige Rolle spielt

Aminosäuren: Eiweißbausteine

Antidementiva: Medikamente, die zur Verbesserung beziehungsweise Stabilisierung der geistigen Leistungsfähigkeit bei Demenz verordnet werden

Antidepressiva: Psychopharmaka, die gegen Depressionen und andere psychische Störungen verordnet werden

Antioxidantien: Schutzstoffe, die den Verderb von Lebensmitteln und Körpersubstanzen durch Oxidation verhindern oder verzögern. Es gibt natürliche, die sich im Blut des Menschen befinden – wie die Vitamine A, E und C und Selen –, sowie künstlich hergestellte wie Zitrate und Gallate. Künstliche Antioxidantien zählen zu den Zusatzstoffen.

Blut-Hirn-Schranke: Eine Barriere des Gehirns, durch die nur bestimmte Substanzen in das Gehirn vordringen können und die dadurch vor gesundheitsschädlichen Substanzen schützen soll. Die Wirksamkeit dieser Schranke beruht darauf, dass die Wände der Blutgefäße, die das Gehirn versorgen, nur für bestimmte Moleküle durchlässig sind.

Dopamin: Ein wichtiger Botenstoff (Neurotransmitter), der für die körperliche und seelische Aktivität wichtig ist

Enzym: Eiweißkörper, der als Biokatalysator hoch spezifisch einen biochemischen Prozess im Körper beschleunigt und in eine vorteilhafte Richtung lenkt. Die Endung „-ase" bei einem Namen verrät in der Regel, dass es sich um ein Enzym handelt.

Freie Radikale: Sehr reaktionsfreudige, aggressive, instabile Verbindungen, in der Regel sauerstoffhaltig, die im Körper Zellwand, Zellbestandteile und Erbsubstanz schädigen oder sogar zerstören können. Durch sie kann eine möglicherweise krebsauslösende Erbgutveränderung entstehen, die auf diejenigen Zellen, die aus der ursprünglichen hervorgehen, vererbt werden kann. Der Mensch hat bestimmte Schutzmechanismen entwickelt, um diese aggressiven Teilchen zu „entgiften". Dennoch vermutet man, dass sie die Entwicklung der Alzheimerkrankheit und der Parkinson-Erkrankung begünstigen.

GABA: Abkürzung für Gamma-Aminobuttersäure, ein wichtiger Neurotransmitter im Zentralen Nervensystem mit hemmender und schmerzlindernder Wirkung

Glukose: auch Traubenzucker. Ein Kohlenhydrat und Energielieferant. Glukose kann als Glykogen in Muskel und Leber gespeichert werden.

Glutamat: Ein Eiweißbaustein (Aminosäure) und Neurotransmitter im Zentralen Nervensystem (ZNS). Glutamat wirkt erregend auf die folgende Nervenzelle, ist wichtig für Sensibilisierungsvorgänge im ZNS und spielt eine wichtige Rolle bei der Entstehung chronischer Schmerzen. In der Lebensmittelindustrie wird es oft als Geschmacksverstärker eingesetzt.

Großhirnrinde: auch Kortex. Die äußere, an Nervenzellen (Neuronen) reiche Schicht des Großhirns, unseres größten Gehirnteiles. Aufgrund der Nervenzellen ist sie grau gefärbt, während die darunter liegenden Nervenfasern weiß sind.

Homocystein: Ein Stoffwechselzwischenprodukt, das beim Abbau der essenziellen Aminosäure Methionin entsteht

Kognitive Fähigkeiten: Geistige Fähigkeiten wie Aufmerksamkeit, Wahrnehmung, Erkenntnis, Urteilen, Lernen, Erinnerung, Orientierung und Vorstellung

Molekül: Kleinste Einheit von Verbindungen, die noch die charakteristischen Eigenschaften der jeweiligen Substanz aufweist

Neurotransmitter: Botenstoffe zwischen den Nervenzellen, die der Erregungsübertragung an den Synapsen von einer Nervenzelle auf die andere dienen. Dabei können sie auf die folgende Nervenzelle erregend oder auch hemmend wirken; zu ihnen gehören die Aminosäuren Glutamat, GABA, Glycin und Histamin, die Amine Dopamin, Serotonin und Adrenalin sowie Noradrenalin.

Noradrenalin: Ein Botenstoff (Neurotransmitter), der die Stimmung reguliert

Psychose: Schwere psychische Störung, die mit einem zeitweiligen weitgehenden Verlust des Realitätsbezugs einhergeht

Sekundäre Pflanzenstoffe: Eine Fülle sehr unterschiedlicher Verbindungen, die nur in sehr geringen Konzentrationen und nur in Pflanzen vorkommen, beim Menschen eine medizinische Wirkung ausüben und Bestandteil zahlreicher Arzneimittel sind. Nehmen wir sie nicht zu uns, führt dies nicht zu akuten Mangelerscheinungen, aber es erhöht sich nach gängiger wissenschaftlicher Meinung langfristig das Risiko, bestimmte Krebsformen zu entwickeln. Es gibt mehr als 30.000 verschiedene sekundäre Pflanzenstoffe, wir kennen davon vermutlich etwa 40 Prozent.

Serotonin: Ein wichtiger Botenstoff (Neurotransmitter), der unter anderem die Weite der Blutgefäße reguliert und Faktoren wie Stimmung, Appetit und Schlaf kontrolliert; das sogenannte Glückshormon

Synapse: Übertragungsstelle von Erregungen zwischen Nervenzellen sowie zwischen Nervenzellen und anderen Zellen mittels Neurotransmittern

Zentrales Nervensystem (ZNS): Das ZNS besteht aus Gehirn und Rückenmark. Auch der sogenannte Sehnerv, der vom Gehirn zum Auge verläuft, zählt dazu.

Hilfreiche Adressen

Aktion Demenz e. V.
Verena Rothe
Karl-Glöckner-Str. 21 E
35394 Gießen
Tel.: 0641 9923206
www.aktion-demenz.de

Demenz Support Stuttgart gGmbH
Zentrum für Informationstransfer
Hölderlinstr. 4
70174 Stuttgart
Tel.: 0711 99787-10
www.demenz-support.de

Serious Games Master Projekt
Universität Bremen
Technologie-Zentrum Informatik und
Informationstechnik (TZI)
Prof. Dr. Rainer Malaka
Tel.: 0421 21864402
Das Projekt entwickelt Computerspiele,
die Parkinson-Patienten bei ihrem tägli-
chen Bewegungstraining unterstützen sol-
len.

Deutsche Seniorenliga e. V.
Heilsbachstr. 32
53123 Bonn
Tel.: 0228 367930
www.deutsche-seniorenliga.de
Die Seniorenliga bietet hervorragende Informationen zu Medikamenten und er-
gänzenden Therapien vor allem bei Alzheimer-Demenz.

Deutsche Alzheimer Gesellschaft e. V.
Friedrichstr. 236
10969 Berlin
Tel.: 030 25937950
www.deutsche-alzheimer.de
Sie finden hier Informationen rund um
das Thema Demenz (insbesondere zur Alzheimer-Krankheit), hilfreiche Tipps und
Adressen. Die Deutsche Alzheimer Gesellschaft setzt sich bundesweit für die Verbesserung der Situation der Demenzkranken und ihrer Familien ein.

Deutsche Parkinson Vereinigung e. V.
Moselstr. 31
41464 Neuss
Tel.: 02131 41016 und 41017
www.parkinson-vereinigung.de
Die Selbsthilfevereinigung wurde von Menschen gegründet, die selbst von der Krankheit betroffen waren. Die Deutsche Parkinson Vereinigung versteht sich als Zusammenschluss von Personen, die sich als Betroffene, Partner, Angehörige, Arbeitskollegen und Personen aus den Heilberufen mit Parkinson auseinandersetzen.

Alzheimer Forschung Initiative e. V.
Kreuzstr. 34
40210 Düsseldorf
Tel.: 0800 2004001
www.alzheimer-forschung.de
Die Alzheimer Forschung Initiative ist ein gemeinnütziger Verein, der seit 15 Jahren die Alzheimer-Forschung erfolgreich mit Spenden unterstützt und über die Alzheimerkrankheit aufklärt.

Alzheimer Angehörigen-Initiative e. V.
Reinickendorfer Str. 61
13347 Berlin
Tel.: 030 47378995
www.alzheimerforum.de
Hier werden allgemeine Informationen zum Thema Demenz bereitgestellt und persönliche Beratung per E-Mail sowie die Teilnahme an Internet-Selbsthilfe- und Diskussionsgruppen ermöglicht.

Freunde alter Menschen e. V.
Hornstr. 21
10963 Berlin
Tel.: 030 6911883
www.freunde-alter-menschen.de
Unter www.alzheimerwgs.de bietet der Verein Informationen zu Demenz-Wohngemeinschaften an.

Sozialverband Deutschland e. V.

Stralauer Str. 63

10179 Berlin

Tel.: 030 7262220

www.sovd.de

Der Verband bietet seinen Mitgliedern ein dichtes Netz an Beratungsstellen in ganz Deutschland an, wo Sie Beratung in allen sozialrechtlichen Fragen, etwa zur gesetzlichen Krankenversicherung, zur gesetzlichen Rentenversicherung, zur Pflegeversicherung oder in behindertenrechtlichen Fragen, erhalten.

Sozialverband VdK Deutschland e. V.

Wurzerstr. 4 a

53175 Bonn

Tel.: 0228 820930

www.vdk.de

Der Sozialverband VdK ist mit 1,5 Millionen Mitgliedern der größte Sozialverband in Deutschland. Hier erhalten Sie Kontaktadressen in Wohnortnähe.

wir pflegen

Dr. Hanneli Döhner

Universitätsklinikum Hamburg-Eppendorf

Institut für Medizin-Soziologie

Martinstr. 52

20246 Hamburg

Tel.: 040 741054528

www.wir-pflegen.net

Die Interessenvertretung wir pflegen will bundesweit das Gemeinsame aller pflegenden Angehörigen und Freunde nach außen vertreten und auf Bundes-, Länder- und Regionalebene die unterschiedlichen Organisationen und Initiativen zusammenführen.

Zentralstelle für Arbeitsvermittlung (ZAV)

Villemombler Str. 76

53123 Bonn

Tel.: 0228 7130

www.arbeitsagentur.de

Hier erhalten Sie legale Adressen von Vermittlern ausländischer Pflegekräfte.

Zum Weiterlesen

www.alzheimerforum.de

Ein ausgezeichnetes Portal, in dem man nicht nur alle möglichen Hilfen erhält, sondern auch die neuesten Veröffentlichungen zu Demenz-Erkrankungen.

www.fernstudium-net.de

Die Arbeitsgemeinschaft lebenslanges Lernen hat einen umfangreichen Ratgeber zum Thema Bildungsmöglichkeiten für ältere Menschen und Senioren erstellt. Hier finden Sie auch eine Suchmaske, mit der Sie über 2700 staatlich zertifizierte Fernstudienangebote nach Fachrichtung, Abschlussziel und den maximalen Kosten durchsuchen können. Die Texte geben einen informativen Überblick über das Thema Weiterbildung für ältere Menschen und Senioren. Es geht dabei vor allem um diejenigen, die nicht mehr aktiv ins Arbeitsleben eingebunden sind und etwas Neues anfangen wollen.

Die Stiftung Warentest hat das hilfreiche Buch „Demenz – Hilfe für Angehörige und Betroffene" herausgebracht, in dem die erforderlichen Untersuchungen vorgestellt werden. Außerdem erfahren Sie, wie man eine Demenz-Erkrankung erkennt, welche Medikamente geeignet sind und wie eine angemessene Betreuung aussieht. Auch Hilfen für die Pflege, deren Organisation und Finanzierung werden ausführlich besprochen. Hervorragend ist auch die Erklärung für Vorsorgevollmacht, Betreuungs- und Patientenverfügung etc.

Bei der Schlüterschen Verlagsgesellschaft ist in der Reihe „Gesundheitsbibliothek des NDR" der hervorragende Titel „Demenz" von Cornelia Fischer-Börold und Siglind Zettl erschienen, der insbesondere die Tests zur Alzheimererkennung sehr gut aufzeigt. Aber auch Früherkennungs- und Behandlungsmöglichkeiten, Ursachen und Risikofaktoren sowie Pflege- und deren Finanzierungsmöglichkeiten werden ausgezeichnet dargestellt.

Register

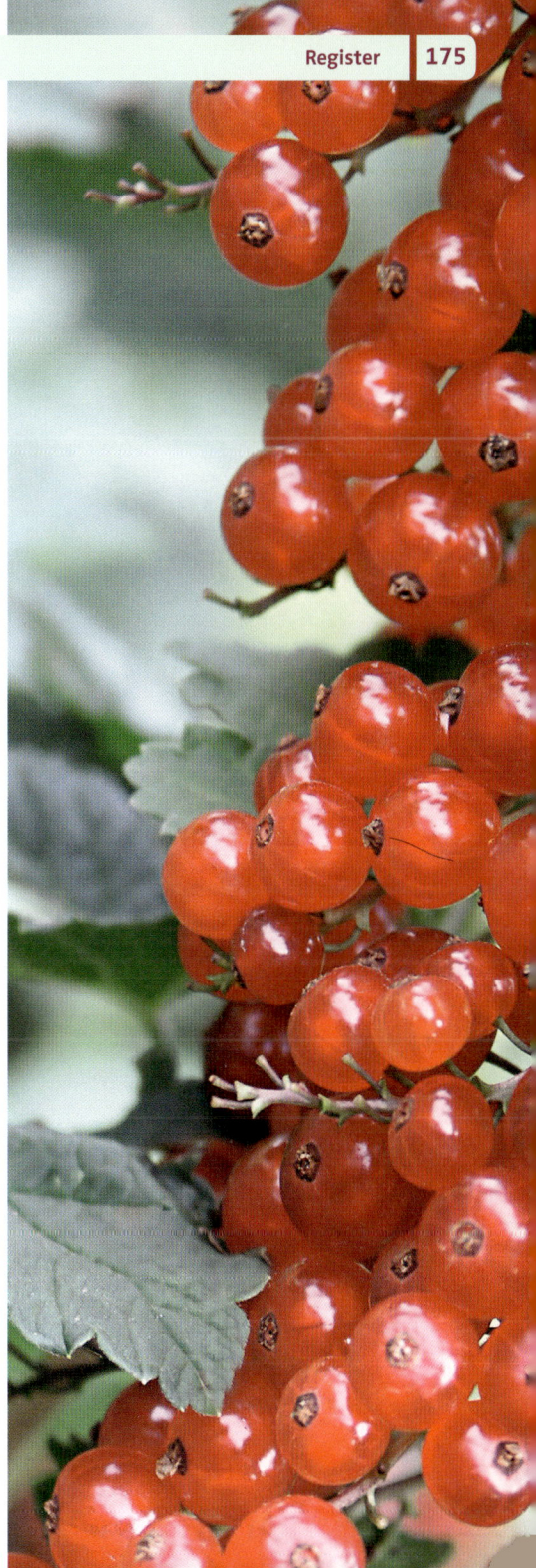

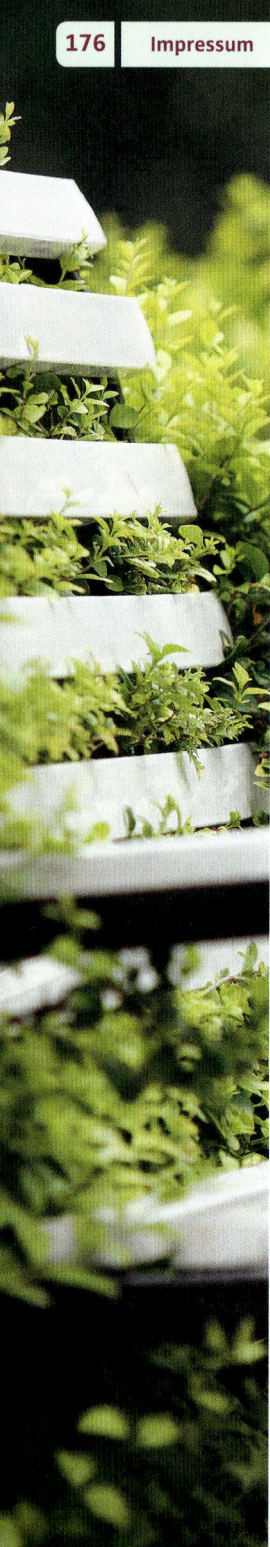

Bibliografische Information der Deutschen Nationalbibliothek
Die Deutsche Nationalbibliothek verzeichnet diese Publikation in der deutschen Nationalbibliografie; detaillierte bibliografische Daten sind im Internet über http://dnb.ddb.de/ abrufbar.

ISBN 978-3-89993-624-7 (Print)
ISBN 978-3-8426-8372-3 (PDF)

Fotos:
Umschlag: Titelfoto: Valeriya Repina – iStockphoto.com; vordere Umschlagklappe (innen): Wavebreak Media Ltd – 123rf.com
Fotolia.com: Reena: 4; Yuri Arcurs: 6/7, 125; WavebreakMediaMicro: 11, 61; Pixeltheater: 39; Stephan Koscheck: 45; eskymaks: 51; Myra Olislaegers: 63; Stefan Körber: 74/75; AVAVA: 80; Chariclo: 82; Sue McDonald: 84; Stefani Brügge: 89; Cogipix: 93; Teamarbeit: 108; Yulia Chernikova: 119; Lily: 122; Carmen Steiner: 139; AGphotographer: 141, 143; Magdalena Bujak: 151; Martine A Eisenlohr: 154/155; Konstantin Sutyagin: 157; gortan: 175;
iStockphoto.com: Jon Helgason: 2/3; FotografiaBasica: 26; kali9: 30
123rf.com: Takeshi Nishio: 1; Yuri Arcurs: 14, 48; Nyul: 17; Viktoriia Kulish: 23; Wavebreak Media Ltd: 42; svl861: 56; Eugene Bochkarev: 105; Daphoto: 113; Alex Bramwell: 146; since1985: 176
Ingo Wandmacher: 126/127, 162
MEV-Verlag, Germany: 97

© 2012 Schlütersche Verlagsgesellschaft mbH & Co. KG
Hans-Böckler-Allee 7, 30173 Hannover
www.schluetersche.de

Lektorat: Angelika Lenz, Steinheim a. d. Murr
Covergestaltung: Kerker + Baum Büro für Gestaltung, Hannover
Innengestaltung: Groothuis, Lohfert, Consorten, Hamburg
Satz: Die Feder Konzeption vor dem Druck GmbH, Wetzlar
Druck und Bindung: Grafisches Centrum Cuno GmbH & Co. KG, Calbe
Hergestellt in Deutschland.